JN123689

事例でまなぶ病院経営

# 中小病院事務長塾

共著 加藤　隆之
　　 池田　幸一

事務長が事務長のために
書いたはじめての教科書 !?

日本医学出版

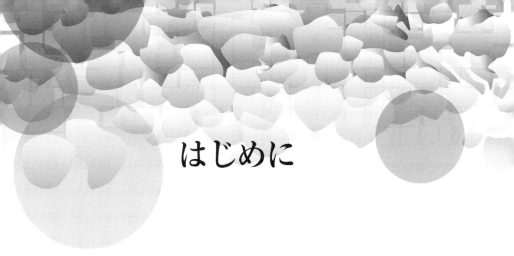

# はじめに

　一口に病院といっても規模や形態はさまざまであり、その経営課題も千差万別です。たとえば入院単価が低い、集患ができない、手術室の稼働をあげたい、人員の確保ができない、人件費率が高すぎる、コスト削減がうまくいかない…など、事務長が直面する課題は、病院によって大きく異なります。

　組織の規模が大きければ、こうした課題への対応や、課題に対処できるような人材育成のための体制が整備されているでしょう。

　たとえば、大病院では経営企画室のように課題解決を専任で担う事務職員を配置する、研修制度により未来の幹部候補を計画的に育成していくなどは当たり前のことです。突発的なトラブルに対しても、規模を活かして経験値・ノウハウを蓄積することで、対応フローがある程度構築されています。経営基盤がしっかりしているため、場合によってはコンサルティング会社に委託して改善提案を受けることもできるでしょう。このように、理事長や院長をサポートするための選択肢は比較的多いといえます。

　しかしながら、中小病院ではそういった選択肢が非常に少ないです。そもそも、200床未満の病院では、医事課職員が4～10名程度、総務課職員が3～8名もいれば多いほうではないでしょうか。限られたマンパワーで病院の課題を見定め、改善策の検討・提案・実行まで担うのは非常に困難です。研修などの教育機会も十分とはいえないでしょう。一方で、トラ

ブルに柔軟に対応できるほどの経験値をもった職員は多くありません。経験を積もうにもトラブルの頻度が少ないため、なかなかノウハウが蓄積されていかないというもどかしさもあります。外部委託の場合も、一つの改善に対するコストが大病院に比べて高くなってしまい、支払う金額と結果が見合わない、というケースが多いのではないでしょうか。

　前提として、病院事務職という存在はこれまで医療機関の中であまり重視されてきませんでした。病院組織には有資格者を中心としたヒエラルキーが根付いており、事務職の発言力はあまり強くありません。中には、事務職をコストとしか捉えておらず、いかに低い給与で雇用し少ない人員でやりくりするか、という視点の経営者もいます。そうした組織では、研修はおろか扱いも決してよいものではなく職員のモチベーションが下がっていきます。このような環境では良い人材が育つわけがありません。

　しかしながら、昨今は病院経営を取り巻く環境がますます厳しくなっています。もはや、単純に来る患者を受け入れ、自由に医療提供すれば経営が成り立つという時代ではありません。複雑な医療制度や診療報酬を理解し時代の流れを読みながら、戦略的に病院経営のかじ取りをしていかなければなりません。このため、病院事務職に求められる役割はとても大きくなっており、今後ますます病院事務職の存在が重要なものになっていくことは間違いないでしょう。


　本書は、筆者らのこれまでの経験・反省をもとに、「中小病院の事務長のための書籍」としてまとめあげたものです。日々の業務・実務を行うに当たって、"ここだけは押さえておくべき"という点にフォーカスを当てました。中でも、人のマネジメントは経験値によるところが大きく、頭を抱えることが多い問題ですので重点的に記載しています。

　ただし、課題に対する解決策は一つではありません。そのため、本書で

は課題解決の基本的な考え方に加え、簡単な事例（ケース）を掲載しています。事例をもとに実践のイメージをより持っていただき、自分なりの解決策を考えるためのトレーニングとしてご活用いただければと思います。（事例に出てくる登場人物・病院などは実在するものと一切関係ありません。）

　また、後半では中小病院の経営環境が厳しくなっていく中で、現状の整理と生き残るための術を考えるためのポイントをまとめました。中小病院にとって、今後の経営戦略の選択肢はそれほど多くはありませんので、難しい書籍を読み、経営のスペシャリストになる必要はありません。いくつかのポイントを踏まえて、客観的にどの戦略をとるかの選択ができれば十分です。大きな方向性さえ間違っていなければ、細かい数値の検討は後からでも構いません。肝心なのは、大きな流れを掴み、自院が置かれている状況を把握し、意思決定をすることです。

　本書を貴院の意思決定を進めるための一助として、また事務長としての基本的な考え方の形成・後進育成のためにご活用いただければ幸いです。

2021 年 4 月　　　　　　　　　　　　　　　　加藤　隆之

　　　　　　　　　　　　　　　　　　　　　　池田　幸一

# 目　　　次

# 1章
# 中小病院における事務長の役割

## 1-1　病院事務長について

### ・病院事務長とはナニモノか？

　事務長、事務部長、管理部長、事務局長、さまざまな名称で呼ばれる病院事務方のトップです。事務職では元会社員、元企業役員、元銀行員、元医薬情報担当者（MR）、元医事課員に始まりコメディカル、ナースまでいます。最近は元コンサルタントなどさまざまな背景を持つ人たちが担っている事務長という仕事。資格として、医療経営士、日本病院会が育成する病院経営管理士などもありますが、絶対条件ではなく要するに資格がなくてもできるのが病院事務のトップということがいえます。ではなぜ無資格なのでしょうか。

　一つには病院ごとに事務長に求められる資質や能力などが違うことや、定型業務がない（病院のほとんどの資格には定型業務がある）ことから、掴みにくい捉えどころのない仕事だといえるのでしょう。筆者の子供が友達から「お父さんは何の仕事をしているの？」と問われ「病院に行って何かやっている」としか説明ができなかった経験もあり、とにかくなんだかわからない仕事です。ですから看護部長や医事課長の本は出ていても、事務長の教科書的な本があまり出ていない理由がそこにあるのではないで

しょうか。

　もう一つは薬剤師や看護師といった基礎資格を持たないことで公正性が担保されるといえます。オーケストラの指揮者で、もともとクラリネット奏者だったり、バイオリニストだったりすると、どうしてもそこに視点が集中するので、あえてそのパートへの指示は後回しにするといった話を聞いたことがありますが、まさに基礎資格に引っ張られて公正性が失われるようなことがあってはならないという側面もあるように思えます。

・病院事務長のタイプ

　バラエティに富んだ背景を持つ事務長ですが、いくつかのパターンに分けることができます。代表的なタイプを紹介します。

**実業家系**：新しいビジネスなどを興すことに生きがいを感じ、土地の確保から始まり資金調達までデベロッパーのような活躍をするタイプ。

**コミット系**：もともと基礎資格がコメディカルで医療現場に詳しく、故にそこで滞留が起きていることを素早く察知して調整し成果をコミットするタイプ。

**財務系**：銀行出身者や財務畑で育ってきた職員で経理に強く、部門別原価計算や PL/BS は当たり前で分析手法にも長けている。また、銀行との交渉が得意なタイプ。どうしても数字だけで判断し医療の現場が理解できず現場との衝突が起きやすい。

**医事課系**：医事課出身の事務長で 100 床クラスの病院に多いが、診療報酬や施設基準等に詳しいが、労務や法務、建物管理や用度（購買）などその他については苦手なタイプ。

**政治家系**：事務長室には選挙ポスターや選挙グッズ。政治活動で法人を有利にすることが事務長の仕事と捉え、ロビー活動を積極的に活動するタイ

プ。政治献金や議員秘書との付き合いもマメ。

**コンサル系**：理論派でロジカルに解説することが得意。講演活動や他の医療機関へのアドバイスも器用にこなす。あるべき論が強すぎると院内で他職員との温度感に違いが出てくる。

**寅さん系**：人間的魅力があって、人柄で組織を引っ張り院内にファンがいて慕われている。義理と人情の人。一方で時代の変化には遅れがち。

　ちょっと思いつく限りでも実に多士済々です。

---

### 事務長虎の巻 その1
#### 担当者をちゃんと見極めて指示をすべし

　組織の無駄は、担当者を無視して仕事を指示することです。これは上が絶対にやってはいけません。担当者を腐らせるし、関係ない仕事を押し付けられたスタッフのモラルもモチベーションも下がります。院内には必ず雪割草のように誰にも気がつかれずひっそりと咲いている人がいます。そういった人の話に耳を傾けることが重要です。そうでないとやたらと跳ね上がりで、やたらと自己主張の強い、実は仕事の出来ない人罪もすくい上げてしまいます。仕事のできる人ほどひっそりと咲いていますから、そういった人のおかげでスムーズに組織が流れていることに気がつかないといけません。とかく技術面や派手なスペシャリティのある人に目が向きがちですが、院内のオーソリティも高く評価すべきですし、それが幹部の役割です。

# 1-2　院長、看護部長、事務長の役割は？

## ・院長の役割

　病院における院長、看護部長、事務長は要の要であり、その中でも看護部長と事務長で病院の浮沈が決まるといってよいほど重要です。ではなぜ院長を外すのか？それは「病院内における診療行為を行うための最終責任者」が院長といえるからです。例えばすでに退職した医師に対して患者から診断書や証明書を求められた場合、代行する医師がいない場合は最終的に病院長が書類を発行します。また医療事故調査制度でもその制度を利用するかしないかは院長の判断に委ねられています。そうしてみると「診療行為を行うための最終責任者」という側面がわかりやすいと思います。最近はMBAを取得する医師も増えてきましたが、そもそも医師は「診療報酬学科」を卒業している訳ではないので、病院収入の基礎である診療報酬には疎いものです。さらに院長は「理事」という肩書きも同時に持っていますが、これは社員総会で決定された方針戦略に基づき、その事業所（病院、クリニックなど）で実際にその施策が実行できるよう責任を負っているという側面もあります。

## ・看護部長の役割

　看護部長の役割についてですが、そもそも病院は誰のものでしょうか？諸説ありますが、歴史を紐解くと修道女が病気の人を受け入れて患者のケアに当たっているところに医師が訪問して治療に当たるようになったといわれています。そういう意味では入院中の患者の療養環境や衛生面や精神面でのサポートなどの点で、それに関わる看護師が病院という入院機能を担うという側面から考えれば病院は看護が主役であるといえるでしょう。

病院は医師が中心ではなく看護師が中心と考えるべきです。

　その上で事務長の視点でいえば、看護部長の役割は「患者キュア、ケアの総責任者」であり、そのキュア、ケアを高度な状態で維持するために、人材教育や人事などの組織運営における中心的役割を果たすことになってきます。場合によってはコメディカルや事務を統率する必要性が出てくることもあり、さらに職業的使命感と患者の衛生面や精神面の考察からさまざまな提案を病院にもたらし、常によりよい看護を提供する使命を看護部長は担うことになります。

　そういう意味で極論をいえば病院は医師と看護師がいれば運営には困らないという組織でもあります。それでは、その中で事務員の役割は何か、その長の事務長の役割は何かについて考察していきましょう。

・事務長の役割

　本来は病院事務職が担うすべての業務に精通しておく必要がありますが、プロフェッショナルな仕事でありながら、いわゆるたたき上げの事務長は少なく異業種からの転職組が多いのもまた事実です。

　そういうシロウトともいうべき事務長も含めた上で、事務長の役割という点ではずばり「マネジメント」というコトバに尽きると思います。

　マネジメントはその業務に精通していなくとも、精通しているスタッフを縦横に使い目的を達成させればいいのですから何もかもできることより、周りの職員の専門性をうまく活かし、耳を傾け最善の選択を行い、その選択した施策を実現させていくことができれば病院運営をうまく進めていくことができます。この繰り返しこそ事務長の役割であり、マネジメント力、リーダーシップ力が強く要求される部分でもあると考えます。また、事務長の権限としては、業務の起案や決定した事項を実行する「立案・実行の権限」、下位の職位から起案・立案された事項の審査・助言を

行う「審査の権限」、起案・立案された業務を会議で決定する「決定の権限」、決定されて実行された事項の報告を受ける「報告を受ける権限」があることが必要です。理事長にこの権限が集まっていて実質事務長に何の権限もないような病院もありますが、これでは組織運営がうまく機能しなくなってしまいます。

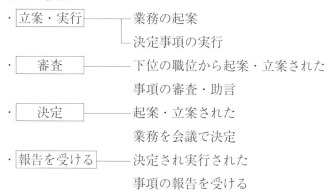

事務長の権限
・立案・実行 ─── 業務の起案
         └─ 決定事項の実行
・ 審査 ─── 下位の職位から起案・立案された
      事項の審査・助言
・ 決定 ─── 起案・立案された
      業務を会議で決定
・報告を受ける── 決定され実行された
        事項の報告を受ける

**病院事務管理 1**

　聞き慣れない言葉かもしれませんが、医師と看護師だけで運営する病院に足らないものを一言で表すと「病院事務管理（病院管理）」ということに尽きます。病院は医療法を頂点とした許認可事務の巣窟であり、一度事件や事故が起きた場合、関係諸法に則って運営されていたかが厳しく問われます。ところが専門職種である医師も看護師もこういった許認可には詳しくありません。その意味で病院事務職の役割は、国会でいうところの「内閣法制局長官」であるといえます。さまざまなことが決まる閣議で閣僚から法令解釈等についての質問・照会に答える役割を担うのが「内閣法制局長官」であり、内閣における最終法解釈者です。例えば医療スタッフ

の人員基準や施設設備の規則に準じているか、さまざまな許認可のチェックを行うのが病院事務管理の基本的な立ち位置となります。

**病院事務管理2**

　事務員の仕事の王道はやはり「数字」でしょう。その中でも重要なのは医事統計という患者数やレセプトなどの情報を活用して「収入」面での数値を作り病院のKPI（重要業績評価指数：Key Performance Indicator）に役立てます。もう一つ事務が使う数字は「費用」であり、それらは財務諸表という損益計算書、貸借対照表、キャッシュフロー計算書という3点セットに落ち着きます。数字という点では銀行からの借り入れなど資金調達も事務の重要な仕事になります。

**病院事務管理3**

　そして経営上重要な「施設基準管理」もあります。どういう施設基準を算定するのか、それによって病院の経営は大きく変わります。最近はそれを「経営企画室」という部署で検討させて提案させるような動きが多いですが、これは診療報酬がとても複雑になっており戦略的になってきていることや、具体的な申請には豊富な知識が必要となり、これまでのような片手間でできなくなっているからです。この経営に直結する「施設基準」の戦略、運営、管理もすべて病院事務管理といえます。

## 事務長虎の巻 その2
### 事務長が押さえておくべき法律

　事務長が押さえておくべき法律は次のようなものがあります。もちろんすべてを理解しなくてもよいですが、その法律が求めていることを正しく理解しておくこと、また反対にその法律がやってほしくないことも理解しておく必要があります。


【医療施設に関連する法律】
　医療法、医療法施行規則
【労働に関連する法律】
　労働基準法、労働安全衛生法、労働者災害補償保険法、雇用保険法、雇用の分野における男女の均等な機会及び待遇の確保等に関する法律、育児休業、介護休業等育児又は家族介護を行う労働者の福祉に関する法律、国民健康保険法、厚生年金保険法、船員保険法、国家公務員共済組合法、地方公務員共済組合法ほか
【その他医療に関連する法律】
　廃棄物の処理及び清掃に関する法律、個人情報保護法
【医療保険および年金保険に関連する法律】
　健康保険法、保険医療機関及び保険医療養担当規則、国民健康保険法、厚生年金保険法、船員保険法、国家公務員共済組合法、地方公務員共済組合法
【社会福祉および障害者に関連する法律】
　社会福祉法、生活保護法、社会福祉士及び介護福祉士法、障害者基本法、障害者の日常生活及び社会生活を総合的に支援するための法律、身体障害者福祉法、知的障害者福祉法、精神保健及び

精神障害者福祉に関する法律

**【疾病予防・健康増進に関連する法律】**

　健康増進法、地域保健法、感染症の予防及び感染症の患者に対する医療に関する法律、予防接種法、新型インフルエンザ等対策特別措置法、がん対策基本法、臓器の移植に関する法律

**【母子に関連する法律】**

　母子保健法、母体保護法、児童福祉法、母子及び寡婦福祉法、配偶者からの暴力の防止及び被害者の保護に関する法律、児童虐待の防止等に関する法律

**【高齢者に関連する法律】**

　高齢者の医療の確保に関する法律、介護保険法、老人福祉法、高齢者虐待の防止、高齢者の養護者に対する支援等に関する法律

# 1-3　理事長に求められる事務長とは？

**・理事長とは**

　そもそも多くの医療法人やその職員が理事長に対して間違った解釈をしており、このことをまず整理しておきます。理事長とは医療法人の開設者の代表であり、実は単独での権限はありません。もともと理事はすべて社員が選任して、選任された理事から理事長を互選するものです。わかりやすくすれば社員（国民）が理事（国会議員）を選び、選ばれた理事（国会議員）が理事長（総理大臣）を選ぶのによく似ていますが、総理大臣と違って理事長の権限は法的にはありません。なぜなら契約の主体者は「法人」そのものであり、理事長はその代表者でしかないのです。法人内の決裁規程などで「決裁する権利」を持っており、社員総会に対して経営責任を負っていますが、これは理事と同じです。ただし決裁規程に理事長の「専権事項」として定義されている項目は理事長が独自で決裁できることになります。多くの医療法人がオーナー＝理事長であるため理事長が最高権力者と考えてしまいますが、実はそうではなく社員こそが経営者となります。ちなみに病院やクリニックの院長は理事でなければなりませんから、社員総会が決めた事業方針を理事会で検討して実行する責任者としての理事であり、その統括として理事長がいると考えたほうがよいでしょう。

　ですから法人＝開設者、院長＝管理者としているのは実行者としての理事（院長）であって、その医療機関の責任は院長が負っており、法人理事長が負っていないので、病院で不祥事が発生した場合の責任は理事（院長）に問われます。理事会は社員に対して責任を負っていますので、理事長だけが責任を負うわけでもありません。組織統制でみれば社員が理事会

を監視し、理事会が理事長を監視するものなのです。そういう意味で理事長は理事の代表者に過ぎませんから、オーナーでない限りあまり大きな意味を持ちません。

### ・理事長の資質

中小の民間病院の理事長たる資質はまず医師として職員からリスペクトされなければなりません。そして経営面でみれば、理事長や院長こそ一番の働き手にならなくてはなりません。アクティビティの低い理事長では周りは誰もついてきません。この辺が極端にいえば中小企業の社長が昼間からパチンコ屋に入り浸っても工場が回っていればいいのとは違います。医療機関というのは医師が働かないと収入にならないことにほかなりません。他の勤務医に仕事をしてもらおうと思うと、自分が一番に仕事をしていなければ他の医師に強くいえないからです。ではその理事長に期待される事務長とは何でしょうか？

### ・理事長に求められる事務長とは？

診療以外のすべてをマネジメントできる存在が究極の姿なのだと思います。先に述べたように中小病院の理事長、院長は何より医師としてワーカーとして働かなければなりません。多くの民間病院で医師別の収益は理事長、院長がトップであることは不思議ではない世界です。そういう意味では理事長が他の勤務医を統率するために誰よりも医師としての仕事を行うために診療以外の部分をできる限りサポート・マネジメントできるのが事務長なのでしょう。そのために幅広い知識と経験、公正な視点と医療法をはじめとする各種法規に精通し、法人が誤った方向に行かないための羅針盤であらねばなりません。さらにもう一つ、医師は残念ながら医療のこと以外をあまり知りません。具体的には、法人印（実印）を事務長が個人

で保管して勝手に契約書に押印している例などもあります。ともすると事務長の甘言に乗せられて管理がいい加減になる理事長や院長もいます。反対に誠実にやっているのに、理事長夫人や院長夫人に過度に警戒感を持たれて、それを感じて疲弊して気持ちの落ちていく事務長もいます。実際に事務長がそのような局面になることは多々あり、女性特有の針で含んだような観察眼が仇となったりもしていますので、やはり物事は適度であることが大切なのだと思います。

　理事長が求める事務長を双方的に作っていくためには、理事長や院長としても事務長との関わり方として、病院の運営を任せている以上、信頼し敬意を払わなければいけませんし、一方で仕組みとして事務長を監視していくことも忘れてはいけません。法人印（実印）を例にあげると、理事長が保管し、使用に当たっては使用申請書や公印管理簿などを書かせる、契約書などは顧問弁護士によるリーガルチェックをいれる、理事である理事長や院長が確認しその上で押印者は別の者にさせる、押印は理事長の目前でさせる、押印をしたときは必ず理事長等に共有をするなどの仕組みをつくる周到さも必要となります。

## 事務長虎の巻 その3

**経営者はどんな人を事務長にするのかという意図を持つべき**

　事務長の特性として、総務上がりの事務長は医事を嫌うし、医事上がりの事務長は総務を煙たがります。経理上がりの事務長は現場が煙たがります。その病院で何をしてほしいかによって事務長の経歴は異なります。運営をまとめてほしければ総務上がり。財務に強くなりたければ経理上がり。経営企画的に収入増にこだわるなら医事上がりでしょう。

　事務でも医療の現場を知らない事務は看護師やコメディカルから信頼はされません。そういう意味では医事上がりは現場に近いので、看護師やコメディカルの感覚に近く事務長になったときにマネジメントしやすいと思います。

# 2章
# 事例でまなぶ　中小病院事務長塾

## 2-1　　組織管理

### 1　組織図
#### ・中間管理職が機能していない

　組織をマネジメントしていくには、組織図を意識して指揮命令系統を作る必要があります。組織図は組織を運営する上で、極めて重要なものです。組織の規模によってもマネジメントの仕方は異なってきますが、職員一人一人が誰を見て仕事をしていくのか？自身の上司が誰であるのか？を認識させることは、組織をスムーズに運営するために必要不可欠な要素となってきます。

---

【ケース】

　看護師Aは、院内のコミュニティサークルで看護部長と親しくなった。ある時、看護師Aは病棟におけるトラブルを看護部長に伝えたうえで、看護師長に対する愚痴を看護部長に伝えた。確認をとると看護師Aがいっていることは事実であり、院内でも有名なことであった。問題ごとだと考えた看護部長はすぐさま看護師長を呼び出し注意した。看護部長は、看護師Aにその話をしたうえで、それから

看護師 A からの情報を重宝するようになった。その後、他病棟でも看護部長に直接相談をする看護師が増えてきた。

　各師長のマネジメントを信頼できなくなった看護部長はさらに直接現場の看護師たちから情報を集めるようになり、問題ごとだと思った場合は、その都度看護師長に注意を行うようになった。

【解説】

　一人で全職員のマネジメントをする場合は、組織図は必要ではありません。しかしながら、一定の職員数を超えると一人でマネジメントすることは現実的に難しくなります。トップが職員一人一人の考え方を把握し、不満を聞き、病院の方針を伝えて業務を管理する。それができないようなら組織図を作り、組織を階層に分けて管理を行わなければなりません。本ケースのように、看護部長が直接一看護師の話を聞くようになると、その階層が崩壊してしまいます。看護師は問題ごとがあったら、看護師長ではなく、看護部長にいえばいいと思ってしまうからです。すべての看護師の管理をするつもりでなければ、看護部長も組織図を意識し、指揮命令系統を超えてはいけません。トラブルを伝えてきた看護師がいた場合は、まず「あなたの上司は何ていっていたの？」と上司が誰であるかの認識をさせなければなりません。そして、事実関係を看護師長にヒアリングし、看護師長にその対応を任せる、あるいは指示を出すことが望ましいです。ここでは看護部長で例をあげましたが、事務長においても現場の意見を直接聞き対処する場合は、その部署のマネジメントを自身が行うことを覚悟する必要があります。中小病院では各部署に管理職が少ないことから直接事務長が実質的な管理を行うケースも多いと思います。対象部署を自身が直接マネジメントするのかどうかを意識して、一般職員の意見を聞き、その対応に注意を払わなければいけません。

## 事務長虎の巻 その4

### 組織論がわからないのは致命傷

　某マネジメント塾出身の数名と話をしました。

　「君たちはそこで何を学びましたか？組織的に動くという意味をはき違えていませんか？公式な会議をやって、何も成果を出せない会議を漫然と続ける意味を考えて頂きたい。またいくら院長が出席していても公式には当院の最高意思決定機関で決定すべき事柄なのだから、成果物を出さない会議で決めたことをあたかも全体の決定事項のように振る舞うことは組織破壊になりますよ」と。

　現場を知らず、経営をかじった人間はこういう厳しい組織論を理解していないことも多いのです。

## 2　就業規則

### ・就業規則の意味

　就業規則は誰のためにあるのでしょうか？もちろん職員のためでもありますが、事務長の立場では第一に組織を守るためにあると考えておくのがよいでしょう。労務トラブルなどが起こった場合、労働者は労働基準法によって守られていますが、雇用者が頼れるものは就業規則です。就業規則は組織を守るためにあるものと考えると、事務長の仕事として就業規則を新しい法令に準拠させることや、トラブルに応じて順次更新していくことは重要な役割になることが理解しやすいと思います。

【ケース】
　当院の就業規則では試用期間は3カ月となっている。試用期間の雇止めの事由は解雇事由とほぼ同じでありそのハードルは高い。今回新しく手術室配属として紹介会社経由で採用した看護師は、面接の場では看護師の経験が10年、手術室でも8年の勤務があるとのことで、即戦力として働いてもらえると考えて採用をしたものだった。しかし、採用してみるといろいろとトラブルが出てきた。確かに、手術室看護師としては、一般的なレベルにはあり、看護師としての業務はこなしているが、普通に出勤をしたのは最初の2週間だけで、翌週からは腹痛のため、親の体調不良で病院へ同伴しないといけなくなった、生理休暇などなどさまざまな理由で休暇を申請してきて、とにかくまともに出勤をしない状態が続いたのだった。休む理由は毎回事実かどうかわからないが、きちんと朝に報告をしてくるので無断欠勤ともならない。欠勤扱いとしているが、解雇事由である出勤日の半数以上の休みという項目にもあてはまらない。入職2週間は、普通に出勤していたので、14日以内の解雇予告なしでの解雇等にも当てはめること

ができない。様子を見るという形で、1週間に2日〜3日ほど勤務する状態が2カ月続いた中、看護部長からとてもじゃないが、これだけ休みをとられ、しかも当日急に休みたいといってくるようでは、人数換算してシフトの一人としてカウントすることができない。試用期間での雇止めをして、もう一人雇ってほしいと事務長へ相談が入ってきた。事務長は改めて就業規則をみてみたが、解雇事由に当てはまる項目は見つからず、紹介会社にクレームを入れても、これまでそのような話は聞いていなかった、紹介料の返金もできないとまともに取り合ってはくれなかった。

【解説】

　労働基準法は、就業規則より上位の概念にありますので、雇用者側は当然のことながら守らなければいけませんし、労働者への配慮もしなければいけません。しかしながら、本ケースのようにそうはいっていられないようなこともあると思います。労働基準法を意識するがあまり経営が傾いたり、まじめに働いている職員のモチベーションを大きく損なうような場合は、法人として何か対応をしなければいけません。それが結局は組織を守ること、職員を守ることにつながってきます。就業規則にきちんと社会通念上相当の正当性が認められるような事項として、記載されてさえいれば、当院の見解として主張することができます。しかし就業規則に何も記載されていないと病院側が戦うための武器がなくなってしまいます。

　本ケースを振り返ってみると、この状態で事務長が解雇の方向に向けて動き始めると法人として厳しい橋を渡ることになります。おそらく当該看護師も労働基準法や就業規則を読み込んでわかったうえで行動していると思われますので、無理やり解雇等に向けた手段を取っていくと、その後、労働基準監督署、行政からの仲介さらには法廷でといった話になりかねま

せん。ですが、就業規則の項目で試用期間が半年に設定されていたり、試用期間での雇止めの項目が一般の解雇事由以外に、ハードルの低い項目が記載されていたとしたらどうでしょうか？項目はいくらでも考えることができます。就業規則の変更は職員の承認とその周知が必要になってきますが、試用期間に関する項目の変更は職員の納得感も得られやすいと思います。また、こういった事例があった時は、次回同じようなことがあった場合を想定してきちんと就業規則に反映させていくことが大切だと思います。今回は困った人がきたね、で終わってしまっていると、就業規則はまったく変わりません。就業規則は、組織と同じように経験と共に育てていくものだと思います。就業規則を見るとその法人の過去のトラブルが想像できるくらいに文言に書き加えていくことが事務長の役割でもあると思います。

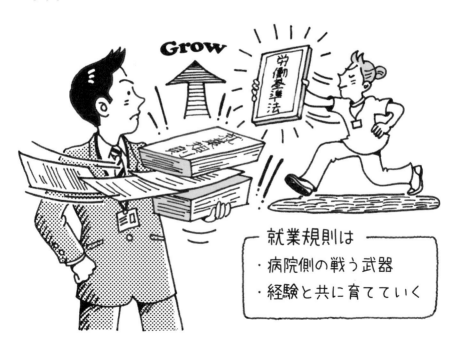

## 3　管理職教育

### ・院長がすべての職員との面談を実施

　臨床のスペシャリストであった医師が、マネジメント知識経験のないままに組織のトップに就任するなどはよくある話です。院長の想いに寄り添いながら、事務長の立場から陰ながら教育していくつもりで組織マネジメントしていくこともまた必要なのかもしれません。

---

【ケース】

　新しく就任した院長は、優しくやる気があり人当たりもとても良い医師である。院長は、就任早々全職員の意見を聞きたいと一人一人との面談を開始した。職員の当初の反応は、「すごくいい先生で話もよく聞いてくれる」ととても評判が良かった。しかしながら、1カ月、2カ月としてくると院長に対する不満が増えてきた。職員の話を要約すると、「院長は面談時に不満を聞いてくれて、それはよくないねといってくれていたけど結局何もしてくれないし、何も変わっていない」といった話だった。いくつか詳細を上げると、A外来看護師とは面談時に「外来は忙しすぎるから人を増やしてほしい」と伝えたところ、「そうですか、それは大変ですよね。私も外来患者はとても多く皆さんとても頑張っていただいていると思っていました。」と返事をもらった。B外来看護師からは「外来スタッフの中で全然働かない職員が何人もいて困っている」と伝えたところ、「頑張っている人が評価されてモチベーションが下がらないようにしないといけないよね」とコメントを受けたといった内容であった。

【解説】

　病院のトップは、職員に寄り添う姿勢が大切ですが、大前提として経営者なのですから職員とのラインは近すぎてもいけません。職員数が多くすべての職員の直接的なマネジメントができない場合は、安易に全職員との面談を実施してはいけません。直接面談をしてはいけない理由として、１点目に本ケースのように職員からの直接的な訴えがあったとしてもそこにはこれまでできてこなかった経緯や理由が必ずあるはずだからです。そのことを飛ばして職員に寄り添う発言をしてしまうと、結果的にやってくれない、変わらない、などの不満の声が上がってくることになってしまいます。全職員との面談を実施した目的は、何だったのでしょうか？職員の不満を直接吸い上げたいというのが一番の目的だったはずです。今回の面談ではその矛先が院長に代わってしまっており、組織として決して良いことではありません。院長が具体的な事例についてあまり直接的に関わらないこと、そしてその場での感想を含めた発言が聞いている職員からすると「決定事項」になりかねないことを院長自身が理解しなければいけません。事務長として、院長がもし理解していないようであれば、その問題点も含めてきちんと伝える必要があります。２点目としてはトップが直接一般職員とのコミュニケーションを活性化させてしまうと、中間管理職の機能を壊してしまいます。今後職員に不満があった場合、職員達は院長に直接伝えようとし、科長、師長に伝えようという気持ちがなくなっていきます。

　今回のケースでは、まず全管理職と面談を行い、各部署で起こっている実態や職員の不満が何であるのかを把握するところから始めるべきでしょう。その上で、その裏付けが必要な場合やその他の事象を把握したい場合は、せめて主任などへのヒアリングにとどめ、それ以上の情報収集は非公式に行うのが良いでしょう。

## 事務長虎の巻 その5

### 権力志向は病院を殺す

　権力志向の強い者を病院幹部にしてはいけません。もともと職業倫理が高い世界で権力闘争は組織を疲弊させ、モチベーションを削ぎ、組織を内部から破壊します。ボス化するであろう人格の者は最初から対処しておくべきです。

　新しい人事を発令して、その幹部の組織が1年以内に複数の人間が辞める場合は幹部の更迭を早急に検討しなければなりません。ただし前幹部に追従している者は除きます。これは新しい管理者との信念対立であるから、これは致し方ありません。そうでない限りは人格や見識の低さが部下を離反させているのであって、根本の原因はリーダーとしての資質を欠くことにあります。

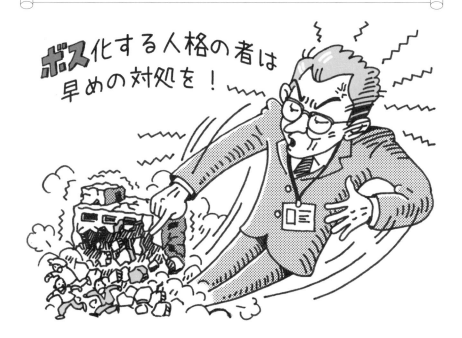

ボス化する人格の者は
早めの対処を！

## ４　会議

### ・会議で発展的な意見が出ない

　会議の進め方がトップダウン型であるのか、ボトムアップ型であるのかは、組織文化の象徴のようなものです。意思決定したことを伝える場であるのか、職員と一緒に検討を進めていくのか、どちらが正解というわけではありません。理事長がどのような組織運営を行っていきたいかによって異なってきますし、組織規模や若い組織であるのかそうでないのかによっても異なってきます。どちらの組織が今は求められるのか？を理解していれば、自ずとトップの発言の仕方も変わってくるのではないでしょうか？

【ケース】

　いつものように、理事長が経営会議に入ってきた。いつものように事務長が進行しながら理事長が経営会議メンバーである管理職員に決まったことを伝え、事務長から今後の業務の変更箇所についての連絡事項が伝えられた。そして、質問もないまま会議は終了となった。こういった会議の進め方は何も経営会議に限ったことではない。病院の課題があるときは対策プロジェクトを立ち上げることもあるが、理事長が会議の場でその対策案についてメンバーの職員に伝えた後、皆さんご意見はありますか？といった発言がなされる。しかしながら、職員からは意見が出ないことがほとんどである。理事長は職員から発展的な意見がないことについていつも不満をこぼしていた。

【解説】

　病院では「職員が自分で考え行動してくれない」という悩みを抱える経営層も少なくないのではないでしょうか？実は、それはこれまで組織がトップダウン型の病院運営を行ってきた結果によるものだと思います。事例にあったように病院運営について決めたことを伝えるだけの会議を日頃から行っていると、職員は決めるのは病院がすることで私たちは決められたことをやるだけだと思っています。そしてその説明の仕方によっては、職員は不満をこぼすことになります。何もトップダウンが悪いことではありません。病院の経営改善をスピーディーに進めるべきタイミングでは、トップダウンのほうがむしろ変革に柔軟であるといえます。ですが組織が安定的になってきた場合は、細かい部分の組織の改善はトップダウンではできません。病院経営者少人数での改善案より、職員全員が改善案を考えるほうが改善力の総和は明らかに後者のほうが多いからです。病院が変革のタイミングか安定的な底力を作っていくタイミングなのかを見極めて会議での進め方も検討をされてはいかがでしょうか。

## 事務長虎の巻　その6

### 叩き台を作った人を叩くな。ハエたたき幹部になるな。

　議論の叩き台を出した人間を会議で叩くと、その人は今後叩き台を出さなくなりますし、叩き台を出すように指示をした人間との信頼関係が崩れます。罪を憎んで人を憎まずではないですが、あくまで議論のきっかけとして捉え、攻撃するのでなく議論を深めるツールとして考えて頂きたいです。

## 5　決裁

### ・稟議が不明瞭で決裁ができない

　稟議書の目的は、①組織のお金を使うため、もしくは契約を結ぶために、他部署にわたっての承認が必要だから、②誰が申請し誰が承認したのかを明確するため、③数年後に見返してもわかるようにするためです。特に①については、決裁の基準となるため、できる限り数値化したほうが良いでしょう。

---

【ケース】

　稟議書は各部署の所属長が起案をしてくる。最初に所属部長がチェックを行ったうえで事務長、院長、副院長、看護部長の決裁のうえ総務課へと回される。今回もいつも通り稟議書が回ってきた。今回の稟議書は感染管理を行っている部署からのようで、看護部長の承認がなされている。中身をみると「業務用ソフトウェアに関わる保守契約の締結について」と記載されており、保守範囲が不明確で価格についても検証されていない。何をどこまで保守とするのか、そこまでの保守範囲が本当に必要なのか？と事務長は疑問に思った。おそらく現場では、新しいソフトウェアの導入を行い、業者から保守契約の提案を事後的にされたのであろう。よくわからない担当者はそのまま業者が出してきたものを稟議書として申請してきたに違いない。看護部長も何も見ないで承認をしてしまっているのではないか？考え出すと突っ込みどころは多い。事務長は、どこからどのように対処していかなければいけないかと頭を抱えた。

【解説】

　本ケースではどこに問題があるのでしょうか？いくつもあると思いますが、起案者が稟議書の意味をわかっていないこと。サービスの中身や価格についての検討がなされていないこと。看護部長が中身をほとんどみていないこと。システム導入時に保守点検も同時に検討をしなかったこと。そして事務長自身も稟議書のフォーマットにもっと具体的な必須項目欄を設けていればこのようなことが繰り返されないという点で改善の余地があったといえます。稟議書は、会議を開いて決裁を取らなくてもよい分、その書類を見ただけで全体を把握でき病院にとってどのような影響があるのかを明確に記載する必要があります。病院事務長の立場では稟議書はすべてお金に置き換えて考えなければならず、その決裁が病院にとってどれくらいの金銭的な影響があるか、を確認しなければいけません。人員に関することでも、その決裁をすることによって人件費としてどれくらいの影響がでるのかを念頭におくべきです。本ケースでは、金銭的影響について記載する欄を設けたり、他社の価格を記載する欄を設けたりすることができます。さらに、システムの導入時や高額機器の購入時についての注意事項として保守費用も含めて複数の製品の比較検討・相見積もりを取る必要があります。システムが入ってしまった後や機器を購入した後では、他社の保守というわけにはいきませんから、価格交渉の余地がほとんどなくなってしまいます。現場から購入依頼があった時は、それが保守契約の必要がないのかどうかの確認を行うか、記入フォーマットに保守点検契約の必要性などの項目を記載することが望ましいでしょう。

## 事務長虎の巻 その7

### 前例踏襲主義を否定するより使いこなせ

　なぜ前例を踏襲するのでしょうか。これは意外と官僚的だとか、常にイノベーションが大切だという批判との戦いになります。しかし例えば一つの機器が故障して修理ができずに買い換える場合、前回の金額はとても参考にもなります。現場はどうしても華美なものに走りがちなので、そこを抑えるためにも参考値がほしいわけです。これらの記録を残していないと比較検討ができません。それが高いのか安いのか判断ができないのです。

　また過去どうだったかを記録し将来参考にすることは、どうしてもその組織固有の問題があり、結果的にそうしたことがベストの選択だった可能性も低くありません（そういう過去の知恵を活用するという姿勢が大事です）。また人事でも公平性を担保するために、前例は重要な視点になります。あの人は〜だったのに、私は〜と不満を生まないためにも公平公正を期すために必要です。そもそも管理というのはその瞬間ではなく、時間軸も超えたものが必要なのです。なんでも新しくすればよいというものではありません。

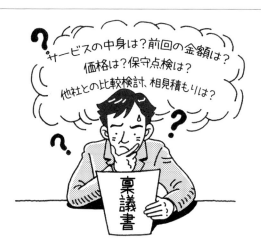

## 6　経営企画
### ・経営企画が機能しない

　経営企画という部署が何をする部署なのか明確でなく、単に事務長の御用聞きのような部署になってしまっていることはないでしょうか？法人としても経営企画という部署を設置するだけで経営に関して考えていると勘違いしてしまっていることもあります。また、経営企画の組織図としての位置付けも大切です。事務長の部下の立ち位置なのか？理事長や院長に紐づけされたラインにのらない部署なのか？他のケースでも記載しましたが組織図は「誰の方向をみて仕事をするのか」「その部署がどのような役割になるのか」に大きく左右されますので、必要に応じて変更も検討しなければなりません。

【ケース】

　医事課でも経理課でもない業務は総務課が基本的に対応をしている。しかしながら総務課は労務・設備関係以外の業務にはどうも動きが鈍い。自分事として対応をしないのだ。これまで総務課から何か提案を受けたことはほとんどなく、院内での課題は事務長が考え総務課長等に対応をさせていた。これでは職員の成長もなく、自身がいないと動かない組織になってしまうと事務長は経営企画課の新設を決めた。自身の直轄部署として経営企画課を新設し、院内全体に顔の広い総務課長を経営企画課長としてスライドさせた。総務課長としての提案はこれまでほとんどなかったが、これからの期待と本音のところで他に経営企画課長として任せられる人員がいなかったことも否めなかった。経営企画課は、経営会議への参加や経営数値の管理をさせることで病院全体をみられるポジションとして位置付けることにした。経営企画課長は最初のうちは新しい業務に四苦八苦していたようで、経営

会議の議事録やセッティング、また経営数値の取りまとめを中心に積極的に取り組んでいた。事務長は業務に慣れてきたらいろいろと院内の課題も見えてくるだろう、その中から提案も雑談ベースででも出てくるだろうと考えていた。しかし経営企画課を新設してから１年ほどたったが、課長からは一向に提案らしいものは出てこない。いくつかの最初に覚えた定型業務が自身の仕事となってしまっているようだった。

【解説】
　この病院で経営企画が機能していないのは、課長のパーソナリティの問題でしょうか？経営企画課長は院内に顔が広く病院のことをよく知っているように思います。ですが、事務長にいわれた業務しかせず、新しい提案を生み出していないということを事務長は不満に感じています。この問題として一つは組織図の問題があります。本ケースでは事務長直轄として位置付けられていますが、これでは事務長の枠を超えた提案や考えというのは基本的にありえません。元総務課長であるわけですから、経営企画課となっても総務周りの視点でしか見ることができないのでしょう。さらにこれまで事務長が課題を作り解決策を考えてきたわけですから部署が変わったとしてもそれほど自身の意識としては変わりません。事務長の枠を超えて法人全体の提案などを期待するのであれば事務長の枠組みから外し、経営企画室として理事長や院長付けにしてみるのはどうでしょうか？もちろんライン上にいるわけではないので意思決定権は小さいですが、事務長の役割自体も俯瞰して見ることができ、法人全体のことを考えることができるようになる可能性は高いでしょう。経営企画室として事務長の枠を超えて提案などを行い、それを経営会議のメンバーで意思決定をするわけです。その提案には事務長にとってマイナスのことも含まれるかもしれませんが、法人全体のことを考えると前向きな提案が増えるかもしれないですね。

## 7　医事課
### ・医事課を大切にするということ

　医療機関における医事課はおそらく一番立場が弱い部署です。普段から看護師や医師、患者から叱られ、文句をいわれ、果ては総務や経理からも見下されるケースもあり、一挙手一投足がオドオドしてしまうスタッフもいます。しかし、病院経営において医事課は極めて重要な役割を担っている部署です。医事課を叱れば叱るほど萎縮して実は重要な情報や危険を「言うと叱られるから」と黙って見て見ぬふりをしてしまいます。これでは経営上の大きな損失となってしまいます。

【ケース】

　　月に1回開く経営会議では、各部署の責任者がそれぞれの経営数値に関する報告を行っている。医事課には課長がいないことから主任が報告しており、査定率・査定金額・返戻件数・返戻金額・未収金に関する報告をすることになっている。そんな中、ある月の経営会議で院長が何気に査定率というのはこれくらいの数値が妥当なのか？といった質問をした。事務長はつい先日、コンサルティング会社が開く外部研修を受けており「査定率は0.5%を超えていたらまず高いと思ってください。医事課は怠けています」といった話を聞いたところだった。事務長は医事課に答えさせるのは可哀そうだと、すかさず「今月の報告では0.6%となっており、基準値よりけっこう高いです。良い病院では0.3%を切ることもあり、今後はそれに近づけられるように対応をしていきます」と答えた。その後、主任には査定率を下げるようにと指示をした。半年後、査定率は0.3%となり事務長は誇らしく感じていたが、医事課はどこか活発さを失っているように感じた。

【解説】

　「査定率は0.4％（（保険診療減額査定額／実保険診療額）×100）を切ることが医事課職員の診療報酬請求が適切に行われていることを示している」とコンサルティング会社が声を大にして発信していたり、いわゆる医療事務の派遣会社の契約書に査定率を0.3％未満とするといった記載まであったりすることがありますが、これは大きな間違いです。

　医事課が踏み込んで挑戦した上での査定率を経営会議などで、「査定率がなぜこれほど高いのか？」などあれこれ言及してしまうと、医事課は萎縮した請求になってしまいます。危険を冒すほど査定率が跳ね上がるのは当然のことです。簡単にいえば、100万円の請求をして査定率が10％でも90万円の収入になりますが、萎縮して50万円の請求しかせず査定率が0％であったとしても病院の収入は前者のほうが多いのです。

　実際、医事課にさまざまな圧力をかけて、もしくはそれらを忖度して萎縮請求を何十年も続けた結果、査定率こそ低いが儲かっていない病院というのも多く存在します。確かに保険確認漏れなどの返戻は厳しくしなければなりませんが、中途半端な知識の事務長が、もの知り顔で医事課の心を削り取っていくのは病院経営を考えるとマイナスにしかなりません。

　また、医事課は院内のほとんどの部署と接点があり、各部署は医事課に対して請求は「医事課がするもの」と考えていますが、医事課にとっては、記録されていないものは請求することができず、ここでいざこざが生まれてきます。いざこざの根本には、医療スタッフが医事課に対して「医療がわかっていない」などと吐き捨てるようなセリフをいうことがあり、これは「医療行為、つまりどんなことをやっているのか知っているのか？」という医療スタッフの行為を理解してほしいということにほかなりません。事務長の立場上、そういった医事課の立場を理解できていないと医事課はますます萎縮してしまうのです。

　医事課は病院の潤滑油です。どんな部署にも関わり情報を一番持っていて、一番客観的に医療の現場を観察している情報通です。これをリスペクトして活用できないのでは経営は成り立ちません。まずは「医事課を叱らない」「オドオドさせない」ということから始めてみませんか？

## 事務長虎の巻　その8
### 意外と違いがわからない「査定」と「返戻」

　極めて簡単にいえば、「査定」は審査側で不要とされる行為を控除してから支払われます。具体的には療養担当規則や薬などの添付文書などから過剰であったり、その病名で薬効が認められてないものを控除して支払われます。「返戻」は行われた医療行為が適正か不適正か判断に迷うので病名や症状詳記というコメントを求められたり、そもそも本人が保険証の資格がない場合などレセプトが差し戻されるもので、再請求をして回収が可能です。

　しかし「査定」はすでに「減点」し控除されて支払われているので、原則再請求はできません。そこで審査結果による査定等に対して異議の申し立てとして「再審査等請求」を行う必要があります。もちろんハードルは高くなります。しかしこの再審査等請求をしないということは「非を認めたこと」になりますので、おかしい場合はきちんと請求を行うべきですが、統計によっては3割程度しか復活していません。3割程度とみるか、3割も復活しているとみるかは後者として果敢に挑戦する意義のあるものだと思いますし、医事課はこれらを通してレベルが上がっていきます。泣き寝入りはいけません。

## 2-2　労務管理

### 1　評価

#### ・評価者訓練がうまくいかない

「評価なきところに処遇なし」は人事考課の基本です。そしてその評価も評価者訓練を行ってもなかなか標準化しにくく、さらに管理職は普段一緒に仕事をする部下に嫌われたくないので、厳しい評価ができなくなりがちです。

【ケース】

　職員評価の時期がやってきた。事務長は各部署から上がってきた評価の一覧をみて首をかしげていた。1年前に着任した理学療法士の科長が部下を評価した一覧を見るとほとんどの職員がプラス評価に偏っている。これは何も今回が初めてではなかった。前回の評価時にも、リハ科科長はスタッフの大半にプラス評価を行っており、マイナス評価となっている職員は一人もいなかったのである。当時、事務長はリハ科科長が評価に慣れていないのか、もしくは評価者訓練がなされていないのかとやんわり本人に確認を行ったが、以前の職場でも評価はしてきたようであり、評価者訓練も受けているとのことだった。そして、事務長はリハ科科長にマイナス評価がなく、大半の職員にプラス評価をするのは評価になっていないと伝えたうえで、念のため個別に評価者訓練を受けさせるといった経緯があったのだ。当法人には、リハビリ職員は20人おり部署内の人間関係は良好のようである。ただ、リハビリ単位数は病院が求めている単位数には達しておらず、スタッフによってもその単位数には大きく差があるのに加え、リハビリ

職員によってはリハビリが入っていないときに、仲の良い看護師と外来までしゃべりに来ているなど外来師長からクレームも入っていた。外部から見ていると決して大半の職員が評価されるべきとはみえないが、今回の評価理由について聞くと、リハ科科長はみんな頑張っているの一点張りで、自身の評価がダメなんですか？と半分怒った様子で訴えてくるのであった。

【解説】

　評価については、どの法人も永遠のテーマとなっているのではないでしょうか？そうはいっても、このようなケースはいくつか改善の方法があると思います。評価の方法にはまず絶対評価と相対評価があり、絶対評価は評価される人が結果的に全員プラスの評価もあれば全員マイナスの評価もありますが、相対評価はプラスの評価を行った人数だけマイナス評価もしなければいけないという評価方法です。さらに、評価者を1人にするか？2人にするか？はたまた部下や他部署も加えた多面評価とするかなど、多種多様な評価方法があります。どのような評価方法が好ましいかは組織によって考え方が異なってきますが、中小病院では評価方法を複雑にしすぎるとその管理が大変になってしまうので、できる限り単純な評価方法が良いと思います。極端なことをいえば、クリニックでは院長先生の独断で決めるほうが、それが好き嫌いで決まっていたとしても職員の納得感があったりもします。

　職員評価とは、何のためにするのかをもう一度考えてみましょう。頑張っている職員のモチベーションをあげることができ、さらに多くの職員の評価に対する納得感を得ることができればそれで良いのです。一方で、問題児となっているような職員にとっては、マイナス評価となって、仮に納得感が得られなかったとしてもそれは組織として仕方のないことだと思

うしかありません。嫌われたくない、一緒に仕事をしているのだからとプラスの評価ばかりしていたら、反対に頑張っている職員のモチベーションを下げてしまう可能性が出てしまいます。

　本ケースに戻って考えるとリハ科科長の評価が評価者教育も行ったうえで難しいのであれば、絶対評価を相対評価に変えることや、評価基準の厳格化を行うなど組織によって対応できることも多いと思います。

## 事務長虎の巻 その９
### 見えていることだけが真実じゃない

　その役職、立場だから見えること、反対にその役職、立場だから見えないことがあります。下位役職の意見でこちらが「わかっていないな」と思えても当然です、反対にこちらがわかっていないことのほうが多いのかもしれません。

　だから常に真反対の可能性もないとはいえません。組織を預かる限り常に組織のほころびは意識していなければならず、組織崩壊をさせると、これまで蓄積された知恵やノウハウは一瞬にして消えてしまいますので、組織崩壊は絶対に防がなければいけません。問題職員だってそれぞれに仕事をしていますから、優先順位を間違えて感情でスタッフを切ると必ずシッペ返しがくるものです。

## 2　モチベーション

### ・コメディカルの数値に対する意識が低い

　医療職の方々と経営数値について話していると、時と場合によっては、私たちはお金のために働いているわけではありませんといった意識が見え隠れすることはないでしょうか？

　その言葉の延長には、毎月追っている各種加算や算定項目に対する意識が低いことにつながります。部署が儲けてくれれば、病院が儲かりその延長に医療の質の向上や職員の給与アップにつながることをしっかり理解してもらわなければいけません。当たり前のことのように思いますが、言葉として何度も繰り返し職員に伝えることで、お金を稼ぐ必要性を組織に浸透させてください。

【ケース】

　リハビリ科の理学療法士1日一人当たり算定単位数が18単位となっている。所属長には20単位を超えるようにしてほしいと再三伝えてはいるが、一向に増える兆しがない。

　経営数値については毎月所属長が集まり病院内に共有を行っており、さらに所属ごとに、院長・事務長・部門長・所属責任者とで目標数値のすり合わせや目標に向けた取組事項の共有をしている。

　リハビリ科の所属長からはいつも現状報告があるだけで、具体的な改善提案があがって来ない。さらに詳しく聞こうとすると「職員の休みもとらなければいけませんし、勉強会も会議もありとてもじゃないが20単位をとることはできない」といった返答が返ってくる始末。その言葉からは目標を達成しようという気持ちは感じ取れず、さらに給与が少ないといった不満が上がってくる。しかしながらリハビリの予定表をみると隙間が至る所にみられ、さらに患者一人当たりの算定

数も４単位と単位数を増やす余力はあるように見える。事務長はこの
ような部分まで自身がチェックしていることを所属長に伝えてよいも
のか？頭を悩ませるのであった。

【解説】
　医療の質と経営の質のバランスについては、医療機関において永遠の
テーマです。専門職集団の病院にあって、経営の質を本気で考えているの
は極端なことをいえば理事長と事務長くらいかもしれません。医療職に就
いている人は、もともとその職業を選んだ時点で医療そのものに想いが
あって仕事をしている人が大半です。ですから事務長としてはそのことを
十分に鑑みたうえでの会話を心がけないと会話がかみ合わなくなってしま
います。
　頭ごなしに数値目標だけを追いかけることや、具体的な改善案を必要以
上に追求してしまうと、できるものもできなくなってしまいます。本ケー
スの場合であれば、職員の休みがあることや会議もある、給与が少ないと
言葉に出てくる前に、こちらから会議もあるだろうし勉強会もあるだろう
から算定数をこれ以上増やすのはかなり難しいですよね、と寄り添った言
葉をかけることが大切です。わかってくれていると思ってもらったうえ
で、各部署が稼いでくれることの意味をしっかりと具体的に何度も相手に
伝え、さらに目標を達成したときに、何が得られるのかを「見える化」す
ることがよいと思います。それは何も給与でなくても良いです。部署の懇
親会費を出すことや、欲しい機材を買うことを約束すればよいのです。
　これはコメディカルに限った話ではありません。医師についても何かを
してほしい場合は、それを伝えたときに医師が何を思うかを先にイメージ
したうえで、コミュニケーションを図ることができれば物事が進めやすく
なります。相手の立場になって考えることは物事をスムーズに進めるうえ

で大切なことですね。当たり前のように思われるかもしれませんが、医療業界にあまり慣れていない他業界から入られた事務長には特に相手の置かれている立場のイメージができず苦労される方が多いと感じます。

---
## 事務長虎の巻 その10
### 医療は儲けるのはおかしい？

　医療スタッフの中には、お金のために働いていませんという人がいます。医療は確かに「非営利」といわれますし、それを隠れ蓑にする医師や医療スタッフも少なくありません。しかし病院を継続していくためには利益を出さなくてはいけません。「非営利」とは株のように儲かったからといって「配当してはならない」という意味にしか過ぎず、意味をはき違えてはいけません。「持続可能な発展」のためには利益を生み、キャッシュ（現金）を適切に持ち、将来への投資をしなければなりません。もし「非営利」だから「儲けるのはおかしい」というなら、医療スタッフは全員ボランティアでやってもらってください。お金が欲しくない人はいません。欲しいなら病院の経営に貢献して頂くのが当然の義務です。

## 3　昇進昇格
### ・昇進を拒む職員がいる

　職人気質の強い職種や人間関係が難しい部署で起きやすい事例で、無理やり昇進させると退職することにつながりかねません。本人とキャリアビジョンについて常日頃から話し合っていないことによって生じてしまう側面もあります。昨今の世代は上昇志向が乏しくなってきているので、こういった事例は増加傾向にあるのではないでしょうか。

【ケース】

　事務長の部屋に看護部長が困った顔で入ってくる。話は以前から相談を受けていた内容であった。看護部の所轄は当然のことながらほとんど全部署に及ぶのであるが、当院では、師長不在の部署もあり、そういった部署は看護部長が兼任で見ている。これまで看護部長は、部下に対してあまり信頼を持つことができず、主任を師長に昇進させないでいた。仕方なく外部から師長を募集して採用をしても早期での退職が続いてしまっている。看護部長は、看護技術が高く、若くから看護教育にも勉強熱心であったので、自身の経験柄、看護部長になってからも看護師はそのようであるべきだと同じ目線で部下を評価してきている。今回、医師たちの要望もあり、看護部長は病棟の主任を師長へ昇進させることをようやく決意したが、当然のことながら受け入れられると思っていた本人への打診は「師長になるくらいなら辞める！」と頑なに拒否されてしまったのだ。看護部長は、これまでの方針を改め、今後は看護部全体として昇進を進め、新しい看護部の体制を作ろうと考えていた矢先の出来事であった。看護部長の悩みを側で見てきた事務長はなんとか協力ができないかと考えてはいるが、看護部長にかける言葉が見つからなかった。

【解説】

　本ケースでは、看護部長の考え方や方針にも問題はあるように思います。ですが現場の管理職が育っておらず、ようやく所属部長が昇進の決断をして本人に打診をしたところ、拒否をされてしまうようなケースも少なからずあるのではないでしょうか。

　看護部長が師長への昇進を積極的にさせてこなかったことを考えると、管理職不在の部署では看護師一人一人への面談はしっかりされてこなかったと思います。昇進させようとしている職員のことですら何を大切に働いているのか理解できておらず、昇進の打診をすれば喜んで受けると思ってしまっている看護部長はマネジメントができていないといわざるをえません。また、看護部長はおそらく自身のイメージとぴったりと合う看護師を求めすぎてしまっています。複数部署の管理を看護部長一人でできるわけがありませんし、そもそも自身の考えとぴったりあう看護師はまずいません。ですので、技術面が得意な看護師、マネジメントに興味のある看護師など中小病院でも個々の看護師のキャリアビジョンをしっかり見定め面談をして昇進をさせてくる必要があったのでしょう。

　最近では昔のように昇進を喜ばない人も増えてきました。無理に昇進をさせてしまうと早期の退職につながりかねませんので、本人の大切にしている部分をしっかりと把握しながらマネジメントに興味のある看護師には多少早くとも昇進をさせたほうが良いと思います。管理職側から見て、マネジメントに適していたとしても、本人自体にマネジメントに興味がない場合には、自身より経験の少ない看護師が昇進してしまうことがどういったことかを説明し理解をさせながら、本人の希望に即した人事をしていかなければなりません。人事も時代の変化に対応しなければいけないわけで、事務長はそういった配慮を看護部、他部署にもしながら自身の部署の管理をしていく必要があるのです。

## 事務長虎の巻 その11

### 行動を見抜け

　人間の行いはとても分析しにくいですが、行動パターンは必ずあります。人間の行動の何割かは脊髄反射ともいうべき過去に刷り込まれた体験が大きく影響してくるものです。人間はいざという時にその行動パターンに従って行動しているからです。普段の言動とこれまでの実績をじっと観察すると考えはわからなくとも、行動は読めてきます。その人の育ってきた家庭環境、進学、就職、転職といった選択にその人の大切にしているものが見えてくるからです。ただし、この時に絶対に思い込みをしないこと。すべては可能性であり傾向から優先順位はつけますが決めつけてはいけません。血も涙もない判断をせざるを得ないときもありますから、それには欠かせない分析となります。

48

## 4　退職

**・集団退職の訴えが・・・**

　病院の状況が悪い時ほど、職員からは不満や退職を盾にした要求が増えていきます。最悪の場合は、一つもしくは複数の部署から同時期に大量に離職願いが出ることもあります。その場しのぎの対応は墓穴を掘ることになるので、常日頃の毅然とした対応が求められてきます。

---

【ケース】

　１年前に新しい電子カルテの導入を行ったが、医事課のレセプトコンピューターまで変わってしまったことにより医事課の不満が爆発した。運用が複雑で一人当たりの残業時間も約30時間であったところから50時間を超えるまでに至ってしまっている。そして、それに対する病院の対応や上司に対する不満から医事課の一部の職員が先導して医事課全員が退職届を提出してきたのだ。それによって理事長が慌てふためきいいなりの状態となってしまい、その結果、その場限りの口約束をしてしまったのだ。約束をした中には、職員の増員、業務の一部を外来スタッフに移譲するといった内容があった。当時は同時退職により病院が止まってしまうというリスクを避けるために、職員の募集や他部署への業務移譲を強引に進めた。一見解決したようにみえた医事課での出来事だったが、最近では当時とった対応策によって、院内のさまざまな部分に悪影響が出てしまっている。残業時間などは以前よりも少ない基準まで戻ったにも関わらず、医事課の横暴な言動がエスカレートしており、そのことにより他部署からの不満が噴出し、関わりのなかった部署からも不満をいえば病院は答えるなどの噂が広がってしまっていた。

【解説】

　一事が万事とはこのことではないでしょうか？窮地に陥ったことにより
その場しのぎをしたくなる病院経営者の気持ちはよくわかりますが、この
ようなことをすると、直接対応を受けた職員、さらにそれを見ていた他部
署の職員の心理状態はどのように変化していくでしょうか。当事者たち
は、次回何か不満が生じたときは、これまで以上に強く訴えるようになり
ます。訴えればよいという癖がついてしまいます。また、一つの部署にだ
け特別な対応を行うことで他部署からは、なぜあの部署だけ人を増やして
もらえるのか？なぜうちが業務を被らなければいけないのか？といった不
満が出てきます。結果的に、各部署からの訴えが増え、病院は「言えば職
員を増やしてくれる」などネガティブな組織文化へと急激に変わってしま
います。さらに、部署間の協力関係も悪くなってしまいますから、一度こ
ういったことを認めてしまうと冒頭に記載したように、一事が万事となっ
てしまうわけです。仮に同じようなことが起こった場合は、短絡的に条件
を飲むのではなく、よく話し合ったうえで、新しいシステムに慣れるまで
などの条件を付け他部署も一緒に今の医事課の状況がわかるように説明を
し、一部の業務を他部署に移すことや非常勤職員の採用などで譲歩してい
くことが大切です。また、病院全体に関わるようなことについては、全体
の改革として進める意識をもつべきでしょう。目線を一部の部署の解決を
見るだけにとどまらないようにすることが大切です。

---

### 事務長虎の巻 その 12
#### 事務長としての哲学

　事務長をやるうえで大切なのは根っこに揺るがない哲学があるかどうか、ということだと思います。哲学がないと判断に迷うし、判断も常に一定の普遍妥当性がなくなってしまいます。私は事務長の言動は「ｆ（ｘ）でないとダメ」だと思っています。ｘに何を入れられても、今日も半年前も３年前も同じ解を出せる必要があるからです。これも哲学だろうと思います。同じ答えを導き出すためには計算ロジックはシンプルなアルゴリズムであるべきです。半年前の自分はきっとこのように判断したと記憶がなくても自信が持てるかが大切です。ここがブレると、事務長はいっていることがコロコロ変わるとスタッフは思ってしまいます。

---

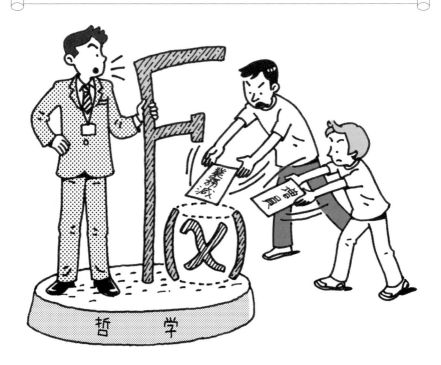

## 5　休暇

### ・長期休暇を当然のように権利主張する職員

　組織の利益が個人の給与へと繋がることへの理解から始め、それでも職員の権利主張が強い場合は、有給休暇の時季変更権が組織側に権利として持っていることを説明しましょう。病院の文化やモラルにもつながりますが、ルール化する必要性まで出てきた場合は、就業規則に長期休暇に関する記載をしてもよいと思います。

---

【ケース】

　事務長のところへ総務課長から相談が入った。話を聞くと、A病棟看護師から総務課長へ相談があると連絡を受け、病棟師長が有給を取らせてくれないといった内容で話がこじれそうとのことだった。そのことで総務課長とA病棟看護師との面談に同席してほしいようだ。事務長は、面談の前に事実関係の把握のために、看護部長や病棟師長にヒアリングを行った。病棟師長の話によると、A病棟看護師の主張としては、「この度結婚することになったが結婚に伴う特別休暇と有給を組み合わせ再来月に1カ月の連続休暇を取らせてもらいます」といった内容で、決定事項のように伝えてきたようである。病棟師長も業務上そんなことができるわけないと頭ごなしに怒ってしまっており話はこじれてしまっている。A病棟看護師はすでに旅行の予約をしてしまっており、キャンセル料が発生する、パートナーの予定も変えないといけないなど主張し、まったく引こうとしていないようだ。面談は明日に迫っているが事務長はどのようにA病棟看護師と話をしようか頭を悩ませていた。

52

【解説】

　病院の職員は、一般的な企業と比べてライセンス業であることから組織への帰属意識が低く、権利主張の強い職員が多いです。そのことから、長期休暇を当然のように取得しようとする職員もおり、そのような事例を認めていては、他の職員も同様に長期休暇を取るようになってしまい組織としては運営がままならなくなってしまいます。まずは、他の職員がみんな自分の都合よいように休みを取ってしまったらどうなるか？など運営上の基本的な部分から説明を行い、長期休暇を取らせないといっているのではなく、その期間と時季に関して事前の相談をできる限りする必要性があることを説明しましょう。また、職場には法的な話だけでなく人間関係も存在し、それを取得することによって、病棟師長との信頼関係が保てなくなるし、他の職員からも周りに迷惑をかけてでも長期に休みを取ったと思われ仕事がやりにくくなる旨を伝えるべきです。これは病棟師長とA病棟看護師の当事者間では話せない内容なので、看護部長や事務部長・総務課長の役割になります。それでも意見主張を引かない場合は、有給休暇の取得については、時季変更権が雇用側にある旨を伝え、「正常な運営を妨げる」ことを理由に連続休暇の制限を行うことは可能です。ですが、法的な話を始めるとA病棟看護師もその後、インターネットでさらに調べたり、知人の社労士に聞いたなど話がややこしくなっていく可能性があるので、できる限りしないほうが賢明です。こういった事例で、職員間で話が盛り上がり炎上してしまう可能性が出てきた場合は、速やかに病院としての長期休暇についてのルールを決め就業規則に記載したほうがよいでしょう。「長期休暇の取得に関して、○日連続する休暇を取得する場合は、○カ月前までに申請すること、それ以上の長期休暇の所得を希望するものは○カ月前までに所属部長に相談を行うこと」といったような記載がよいのではないでしょうか。

## 事務長虎の巻 その13

### お金で考える

　事務長の仕事は特に原理、原則を作ることだと思います。

　現地、現物、現実から法則性を見つけ、原理、原則というルールにし、それを共有化して守らせていく。それができるリーダーを育て、もう少し進んで育てる仕組みを作って、それが正しく効率的に実行されているかをみていかなければいけません。そして補正する仕組みも構築していくのです。ただその根本は人と人との感情ですから判断基準は難しいと思います。迷ったときは金勘定で見てみてください。お金は嘘をつきません。

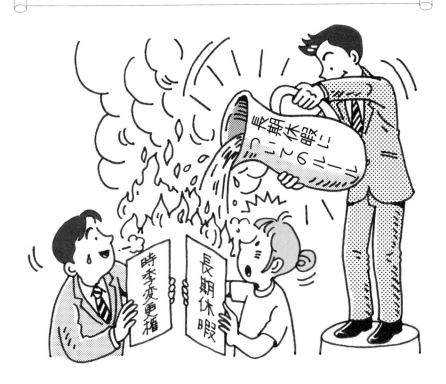

## 6　職員への対応

### ・職員への対応で経営陣が振り回される

　職員の不満や悩み相談などの対応に経営陣が振り回されることはないでしょうか？組織が大きくなればなるほど、個人的な対応に経営陣が振り回されてしまうときりがありません。本来のするべき仕事ができなくなってしまいますので、職員とは一定の距離感を作っていかなければいけません。

---

【ケース】

　Ａ管理栄養士が自身の所属長とのことで相談があると院長に相談を持ち掛けた。院長は、会議室でＡ管理栄養士の話を寄り添うように聞いていた。その姿は従業員のことを思う院長のやさしさそのものである。院長とＡ管理栄養士は15時くらいから2人で会議室に入っていたが、話のなかでＡ管理栄養士が泣き出してしまったこともあり18時頃まで話を聞いていたようだ。一方で病棟では、院長の処置待ちの患者がおり、病棟看護師はその対応ができず結局18時以降に対応したことで残業を余儀なくされた。事務長も次の日までに必要な決裁の説明をする予定になっていたが、それも延期となってしまった。

---

【解説】

　院長の職員に寄り添う姿勢は素晴らしいものがあると思います。ですが、これが10人規模のクリニックであれば美談で終わりますが、職員数が多い病院などでは経営者としては優しすぎるかもしれません。院長の時間は病院のためにあり役割としては病院の運営のため、臨床医としては患者のために使われなくてはいけません。ですが、今回のケースのように直接

A管理栄養士が院長に相談した場合はどのように対応をすればよいのでしょうか？まず一つ目に考えられることとして、話を聞くのは良いのですが一人で聞こうとしないことです。総務課の職員でもよいので同席させることが大切です。そうなってさえいれば、病棟から処置対応の電話が鳴ったとしても席を外すことができたかもしれません。また、個別の相談ができる第3者機関を設けるのもよいと思います。院内に守秘義務を守る担当を作ればよいのです。そういった人員がいないようであれば外部の臨床心理士などにお願いすることも可能です。院長は病院の意思決定者であり臨床の責任者でもありますのでその時間の使い方は病院・患者のために使うように心がけてもらいましょう。またこれは院長に限った話ではありません。事務長だったとしてもそれは事務長が聞く話であるのかを考え対応を行うようにすることが大切です。

### 事務長虎の巻 その14

#### 部下からの上司のチクリは聞くな、構うな

　よくありますが、女性特有の針のような観察力でチェックした情報を「●●さんはこれでいいんですか？」とチクリに来る女性は多いです。「そうだねぇ。その人も考えがあってやっているんだろうけど、また顔を見たら話しておくよ〜」という返答でその対象者を否定しない、かつ、密告者にも満足のいく答えになるかなと思います。

## 7　問題職員への対応

### ・問題行動の多い職員への対応方法

　　まず当該職員が問題のある職員であるかどうかを客観的に判断する必要があり、患者へのトラブルや他の職員の退職が生じてくるようであれば、早急な対応が求められてきます。配置転換・懲戒処分・自己退職勧告など組織を守るために、事務のトップとしてステップを踏んだうえでやるべきことを進めていく必要があります。

---

【ケース】

　　中途採用で採用した3年目のA理学療法士（女性、40歳）が所属するリハビリ科は日曜出勤があるが、スタッフでローテーションを組んで対応を行っている。しかしながらA理学療法士は自身の都合がいいように休みを取り、他の職員への配慮をまったくしようとしない。そのことを咎めると「面接の時に子供がいるので休みは自由に取らせてもらいたいといった」「子どもが部活の遠征で週末は忙しい」などと主張し譲らない。当時の面接官に確認をとると、休みは可能な限り配慮するとはいったようであるが、当然のことながら雇用契約書にそのような文面は書かれていない。自己主張が強く、自分勝手な行動が目立っているが激しい口調で抗弁するため、腫れ物に触るように上司も誰も注意ができなくなってしまっている。そんな中、院内の防犯カメラで業務中にも関わらず更衣室に出入りし数十分出てこない事例が繰り返されていた。本人を呼び出し事実関係の確認を行ったうえで、書面による注意勧告をしたが反論するばかりで聞き入れない。そして注意勧告後しばらくして、労基署から事務長あてに当該職員からの訴えということで事実関係の連絡が入った。

【解説】

　問題のあるスタッフに悩まされることは、どこの病院でも「あるある」だと思います。病院は人が資源であり人がいないとお金を生むことができません。また資格社会でもあることからどこでも働ける、いつ辞めてもいいといった意識が強くなり、スタッフは組織に対する帰属意識が低く、意見主張も強くなってくる人が多いのも否めません。そのような職員は、面倒だからと放置しておくと周りの職員のモチベーションが大きく低下してしまいますし、組織の秩序が乱れていきます。最悪の場合は周りの職員の大量退職につながる危険性さえあります。事務職のトップとして問題のある職員への対応は多くのスタッフが見ていることを意識し、病院は私たちを守ってくれていると思われないといけません。病院側の伝えなければいけない事項を業務命令として伝え、それに沿わない場合は書面での注意勧告を積み重ねていきます。今は昔と違い、労使間の争いがあった場合は、良くも悪くも労働者側にとても有利な判決がとられています。そのため、かなり慎重な対応が求められますので、問題のある職員が労基署へ相談にいくケースなども鑑みて、面談時は録音をしておくことは必須ですし、事前に労基署へ病院側から相談をしておくのもよいと思います。そのうえで配置転換や懲戒処分、自己退職の勧めという段階へと進めていければよいのです。

## 8　職員の定着

### ・看護師の定着率をよくしたい

　良い病院か悪い病院かの判断はいろいろとあると思います。職員の定着率が高く組織に誇りを持っている職員が多くいる組織は、患者からの評判もあがり結果的に地域からも良い病院といわれることが多いでしょう。

　一つの表現として、皆様の病院の職員はその家族が病気になったとき、勤めている病院に入院させたいと思っていますか？

---

【ケース】

　朝、事務長が出勤すると机の上に退職届が置いてある。悲しいことではあるが、このようなことにも慣れてきてしまった。そして今日も退職届を握りしめて職員の引き留めに向かう。職員の退職は病院の規模が小さいほど一人の退職で病院の機能が止まるので、病院にとっては生命線である。そして、そのような対応は結果として金銭で押さえるしかなく、「声の大きな」スタッフだけが優遇される状態が続いてしまっている。よくないとは思っているものの紹介会社もなかなか紹介してくれない。経営者は紹介会社に金を出しているのだから人が採用できると思って疑わない。職員の紹介で看護師を確保しようとしたが誰も紹介してくれない。応援ナースという数カ月単位の看護師で穴埋めをしながら日々をしのぐ。

　必死に職員の確保に動いている中で、医師の問題行動も多く看護師が削られていくような事例もあり、事務長は大きく首をうなだれるのであった。

---

【解説】

　負の連鎖を断ち切るためには、こちらが毅然とした姿勢で臨むことで

す。良いことは良い、悪いことは悪いとはっきりさせないでいると志を持ったスタッフから退職し、モラルの下がった不満分子の職員だけが組織に残り、ますます雰囲気は悪化していきます。

　金銭で留意させることは一時的な解決策ですが、不公平を生み、ネガティブスパイラルが増長されていきます。

　金銭的要求には応じない。個別の問題解決だけに応じるようなことはしない。就業規則をはじめとした諸規定を遵守し、公平公正を持って接する。小手先で解決できる問題ではなく、多少収入が不安定になることがあっても、腹を括って組織の総入れ替えをするぐらいの気持ちで問題職員を排除しなければならないような場合もあります。問題職員は巧妙に自分の存在意義を作り、共感者を増やして正当性をでっち上げます。不思議なことにこういった問題職員を明確に排除することで、一見組織がひっくり返るようなことにならないか心配になりますが、本当におかしければ心ある職員は表には出しませんが心密かに喜んで職場を守ってくれます。負の連鎖を断ち切るには経営層の迷いを断ち切るところから始めなければいけません。

---

### 事務長虎の巻　その15
#### ロジックを種明かしして教育せよ

　スタッフや部下から相談があるとき、理由を可能な限りすべて説明して種明かしをするようにします。こちらの思考ロジックを伝えるわけです。2，3回似たような事例があると自分で判断できるようになります。その後も応用ができるようになるし、困った時には皆で知恵や聞いたロジックをお互いが出し合えば解決つくようにしていきます。数年で私は要らなくなります。

# 2-3　人材採用

## 1　採用　医師（紹介会社）

### ・医師紹介会社の有効活用

医師の確保は病院運営の生命線です。そういった意味で紹介会社は病院にとっての良きパートナーでなければいけませんし、いい医師を紹介してもらうために担当者との良好な関係を作れたほうがよいでしょう。ですが、病院側がお金を支払うわけですから病院側がお客であるという意識も忘れてしまってはいけません。紹介会社の担当者によっては極度に医師側に寄ってしまっている方もいますので毅然とした態度で接するよう心がけましょう。

---

【ケース】

　常勤医師が他院からの引き抜きを受け、離職することが決まった。急遽新しい医師の確保にと医局に相談をしたが医局も人員がいないとのことで、とりあえずアルバイトで外来を1枠分用意してくれるにとどまった。そのため、医師の紹介会社に募集をかけ、紹介のあった内科医と面談を行い、諸々条件も納得がいくものだったので採用の意向を内々で紹介会社に伝えた。

　その後、条件を整理しようとすると医師紹介会社の担当者から「自分は医師の代理人ですので」と宣言され、事前に話をしていた条件に追加していろいろと医師からの一方的な要望を突きつけられた。退勤時間、症例の制限、業務に対する要求など医師がいったことをそのまま伝えてきているようであったが、その条件を鵜呑みにすると、他の常勤医師に示しがつかなくなることから、とてもではないが受け入れ

ることはできない。その旨を紹介会社の担当に伝えると、それではいつまでたっても医師の採用はできませんよと捨てセリフのようなコメントをいわれてしまった。

【解説】

　医師紹介会社へ手数料を支払うのは病院ですから、顧客は病院であり紹介会社の担当者が医師の代理人として振る舞うのはどうも納得できません。担当者にとっては紹介する病院の代わりはあっても医師の代わりはないといった思いがどうしても強くなってしまうのですが、それが出すぎる担当者とは付き合い方を検討したほうがよいかもしれません。病院にとって重要でないことであっても、転職活動をしている医師が実は求めているようなことがあったりもします。そういったことを気付かせてくれる担当者や、条件面についても少し変えることで募集が増えるといったアドバイスなど、病院側の立場に立って親身になってくれる担当者と密接に付き合いをすることが良いと思います。また、医師が働きたいと思う病院がどのような病院であるかの情報を無償で提供してくれるわけですから経営改善にもつなげることができます。

　医師の紹介会社は多くの医師の働き方について熟知しています。どのような条件を出せばよいのか？今はどの診療科の募集が難しいのか？といったことから問題の医師についての見極め方など幅広く情報を提供してくれますから、良い担当者は経営改善のよきパートナーとしてお付き合いされるとメリットも多く出てきます。相手のスタンスを見極め、付き合いを深められる担当者とは単純な求人情報の共有だけでなく周辺情報の共有も含めてできると双方にとってメリットがあります。病院に出入りしている業者は多いですが、紹介会社に関わらず担当者の見極めができさえすれば事務長として多くの情報を得ることができると思います。

## 事務長虎の巻 その 16
### 適材適所に人を配置するのが人事

　自分の受け持つ組織が大きくなればなるほど、自分の思い通りにものごとは進みません。

「魚は殿様に焼かせよ、餅は乞食に焼かせよ」乞食は早く食べたくて焦って焼けたかどうか何度もひっくり返すが、殿様はじっくり焼く。魚なんてせわしなくひっくり返すときれいに焼けない。ものごとには合う合わないがあって、殿様に餅を焼かせれば黒焦げになるみたいなもので、その人にあった仕事を割り振らないと、ダメです。

　人には業績が落ちる時に合う人材と安定期に合う人材、上り調子に合う人材がいます。

　万能な人はいないので、その時々で人を選択してその時にあったリーダーを前に出すのがよいでしょう。反対に自分がどちらかも客観的に見ておいて、真逆な人間を置くのもバランスが取れると思います。乱世では無能な人物も安寧の世では非凡な才能を出す人もいるのです。

## 2　採用　医師（医局）

### ・医局からの医師の確保

　医局から医師を送ってもらうことは、昔ほど強い影響力ではなくなったにしろ、医師の確保のための大きな手段であることは今も変わりません。挨拶に行けばよいという考えだけではなく、医局にとってのメリットを考え、それを相手に気付かせることができれば関連病院として医師を送ってもらいやすくなったりもします。

---

【ケース】

　これまで医師の採用はほとんど地元の医局に頼ってきた。前院長が大学病院の教授をしていたこともあって、医局に顔が利き医師の確保については困ったことはなかった。しかしながら前院長が退職し、理事長の息子である現院長が経営を行うようになってからは医師の確保が難しくなってきた。

　現院長とは年に数回は医局へ挨拶訪問を行っている。医局には医師の派遣をお願いするが帰ってくる答えは医局員も減ってきたことや、どこの病院からも医師要請の要望が多くなかなかすぐに医師を送ることができないといったネガティブな回答ばかりであった。

　公募では常勤医師の確保は難しく、医局からは外来に少しだけ来てもらう程度で、実態として戦力となるような派遣は少ない。現院長と、どうにかならないものかと不穏な空気が流れる中帰路に立つのであった。

---

【解説】

　地方の病院であればあるほど、一般公募での医師の確保は難しく地元の医局に頼らざるをえないのではないでしょうか？そういったこともあっ

て、どこの病院も医局への挨拶回りは行っていることを前提で考えたほう
が良いと思います。そういった中で自病院に医師を派遣してもらうために
は、自病院に医師を送ったら医局としてもメリットがあることをわかって
もらう必要があります。では医局にとって医師を送ることでメリットがあ
ると感じるポイントはどういった所でしょうか？

　一つ目に、わかりやすいですが院長や副院長などのポジションを用意す
ることです。教授を退官した後のポストや教授にならなかった医師のポス
トという意味ですね。ですがこれは院内の調整もあるでしょうから、中々
簡単に用意できるものでもありません。2つ目として、金銭面でのメリッ
トも考えることができます。他病院と比較して少し上乗せして時給なり給
与を出すと、あの病院は条件面がよいと派遣してくれる可能性はあがりま
す。ですが金銭で来る医師は逆に金銭で去ってもいきますのでそこはあま
りお勧めできませんが、背に腹は変えられないといったときは、検討をせ
ざるをえないですね。そして3つ目にあげられるのは、医局は症例・手術
を多く集めたいわけですから医局が注力している疾患・手術をしっかりと
把握することです。そして、当院で常勤を出してもらえれば、あるいは外
来に医師を送ってもらえれば、病院総出で症例・手術を発掘し医局に送る
旨を約束することです。発掘の仕方は疾患によって異なってくるでしょう
から、それは臨床医と一緒に検討するのがよいでしょう。ポストや金銭面
でない形で医局に対するメリットを考えることができれば、理事長や院長
から医療の世界がわかっている事務長として評価も上がってくるのではな
いでしょうか。創意工夫の先に問題解決が見えてくるのだと思います。

## 3　採用　コメディカル

### ・薬剤師の補充ができない

　薬剤師の採用は地域によってはとても難しいと思います。中小病院では、薬剤師の人数も少なく、採用ができない状態が続くと、結果的に院内の医療提供体制に支障が出てくるような事態になりかねません。１人の職員が退職することによって病院全体の危機とならないように、人の配置には十分に気を付ける必要があります。半年以上採用が進まない場合は、手を変え品を変え雇用条件や募集方法を変えることが望まれます。

---

【ケース】

　院内に１人しかいない常勤薬剤師が、病欠で長期休暇に入ることになった。すでに定年を過ぎており、このままでは病院の運営に差し障りが出てくるので困っている。

　当院は、地方大学病院から車で30分程度にあるケアミックスの80床の病院で手術は行っていない。常勤薬剤師が定年を過ぎる前から常勤薬剤師の募集は行ってきたが、結果的に採用には至らなかった。常勤薬剤師には、定年を迎えてからもなんとかお願いをして継続的に勤務してもらってはいたが、とうとう今回の事態となってしまった。募集方法はハローワークと紹介会社、さらにホームページでの募集を行っている。雇用条件は当院の規定に則ったもので、県内の大学病院よりも少し高い程度としていた。

---

【解説】

　このケースのような病院が最も薬剤師の募集が苦しいと思います。募集をかけるときは、その人の立場に立って何を優先しているかを考えることが大切です。

　経験的に薬剤師が求めている職場環境は大きく３つに分かれると考えています。一つ目が専門的な知識やスキルを身につけたいというもので、こういった薬剤師は大学病院もしくは地域の超急性期病院での勤務を希望します。抗がん剤投与に関する知識や扱いなどより専門的な業務を提供してくれる職場に惹き付けられていくものです。次に高い給与が欲しいという薬剤師は調剤薬局などに勤めることが多く、さらには製薬会社などにも勤務することがあります。そして最後に子育て中などで自身のワークライフに合った職場を探す薬剤師。調剤薬局やドラッグストアなどでパートタイムでの勤務をすることが多いと思います。

　それでは、このケースの病院では常勤の薬剤師を採用したいのであればどの要望に応えていくのが良いでしょうか？給与での調整がむずかしいようであれば、時間で調整するしかないでしょう。規模の小さい病院はお金もそこまで用意することができませんので、勤務時間で調整をすることになります。病院規模が小さいだけに他職員からの理解も大病院ほど大変ではありません。常勤換算するためには一般的に週に 32 時間以上勤務していればよいわけですから、週に 4 日勤務にすることや、1 日 6.5 時間勤務で募集をかけるなどいくつか試しながら募集をかけてみる工夫が求められます。一旦募集をかけて、誰も来ない場合、募集要項をそのまま放置しておくと、誰か来てくれる可能性は低くなっていきます。半年程度来ないのであれば、条件を変えて積極的な募集をかけていってみることがよいのではないでしょうか？

## 事務長虎の巻 その17
### 人の成長を見守る　それは上司であってもだ

　総務課長から情報がありました。

「ちょっと揉めてるみたいですよ」

　早速、スタッフを呼んで聞いてみました。

　どうも春の人事で異動したスタッフと上司との間に立たされて中間幹部が立ち往生しているようです。

　「あのね、その上司も試練なんだよ。いろいろなスタッフを使ってやっていかなきゃいけない。単純に上司だから黙れというのも通用しない場合もある。そういう時に、どうすれば人を動かせられるか、それも勉強なんだ。またそのスタッフも完全な人間ではないし、こちらもそれはわかっている。そうやって人と人がぶつかり合って、芋洗いのようになる。芋をたらいに入れてかき混ぜると、芋同士がぶつかって汚れや棘が落ちて収まるところに収まる。それが人間だし、そうやってみんな成長していくんだよ。ちょっと窮屈かもしれないけど、自分もその芋洗いの芋の一つだから、一緒に揉まれてきれいになればいい、そう思って見てご覧」と諭しました。

　急に晴れ晴れとした顔をして、「そうですね〜芋洗い。よくわかりました！」とニコニコして帰って行きました。

　たこつぼにハマってしまった人にはより高い次元で見る見方を教えることで、全体を俯瞰して見て小さいことであることを実感すると人は安心して客観的にものごとを見ることができるものです。

## 4　採用　パート

### ・パート職員の採用にあたって

　常に業務が増え続ける医療機関において、人件費の増加を抑えようとすると、人を削るか、残業を抑えることをまず思い浮かべるかもしれませんが、正職員の給与に手を付けないで非常勤職員の採用を進めることも方法の一つです。そのためには、パート職員の採用でつまずかないこと、業務の標準化・マニュアル化がポイントになります。

---

【ケース】

　医事課から相談を受けることになったが、これは今年に入って3度目だ。話を聞くと外来から業務を押し付けられたといった内容である。これまで外来が行ってきた業務であるし、外来で行ったほうが効率的であるが、医事課でもできないわけではない。それを外来師長が強引に押し付けてきたとのこと。その後、事務長は、看護部長と相談の上、医事課で受けることで話は収め、外来師長には今後事務長を通さないで業務を医事課に渡すことはしないと約束をさせた。医事課職員にはこのことを説明したが、業務が増えることでの不満は残ってしまっている。医事課からは、職員を一人増やしてほしいという要望を受けるが、一人増やすと人員過多となることは目に見えており、パート職員の募集をする方向で話を進めたが、パートでできる仕事ではありませんと皆で反対をしてきた。

---

【解説】

　通常に仕事をしていれば、医療機関に関わらず業務というものは一方的に増えていくものです。その都度人員を増加していては、どれだけ職員がいても足りません。どこの組織でも業務の標準化とマニュアル化は必須で

ありそれは何も医療機関に限った話ではありません。新しい業務というものは、誰かが試行錯誤で始めてみるところから始まり、それをできる限り簡略化すること、さらに誰にでもできるようにマニュアル化することでどんどん違う人に業務を移行していくものです。そういったことを部署に浸透させることが事務長の役割だと思います。難しいようであれば一緒に取り組んでみるのも良いと思います。戦時中の有名な海軍大将に山本五十六という人がいますが、この人は部下の教育に困る上官に次の言葉を伝えていました。「やってみせ、言って聞かせて、させてみせ、褒めてやらねば、人は動かじ」一緒に取り組み、やらせてみて、褒めてあげることで組織の文化が変わっていくと思います。

　また、パート職員の募集についてのワンポイントアドバイスとしてパート職員が集まりやすい時間設定で募集をかけてみてください。少し子供が落ちついた専業主婦をパートとして集めたいのであれば、他のパートと比較して働きやすい時間設定で募集をかけてみるとよいかもしれません。例えば子供を送り出し、家事をすることを考えると 9 時よりも 9 時半からの業務、買い物をして帰ることを考えると 17 時よりも 16 時に業務を終わらせることです。もちろん残業が大丈夫な人には残業をしてもらえればよいわけです。働いてほしい人物像を考え、その人の働きやすい募集要項をあげることがよりスムーズな人員確保につながるものだと思います。パート募集に関わらず人員募集を行うときは、具体的な人物像をイメージする所から始めてみてください。採用担当も募集活動がしやすくなるのでお勧めです。

# 2-4　その他

## 1　購買

### ・業者との価格交渉のポイント

　中小病院では価格交渉をしてもあまり効果がない、または業者さんは顔なじみで良くしてくれているといった思い込みで価格交渉にあまり取り組んできていない医療機関も多いです。うまくポイントを絞って価格交渉ができれば、大病院と同等の価格で購入することが可能であり。コスト削減できた金額はそのまま純利益に跳ね返ってきますので積極的に取り組んでいただきたいです。

---

【ケース】

　理事長から当院の医療材料の価格についてきちんと価格交渉ができているのかといった指摘が入った。

　事務長は、これまで医材の購入については経理担当者に任せているが、業者との付き合いは長く顔なじみである。取引業者は手術室の看護師などとも仲が良く緊急対応にも臨機応変に対応をしてくれている。そういったことから価格についても多少は高くても仕方ないと考えていたが、随分と安く納品しくれているようではあった。

　そういった中で、今回の理事長の指摘はどのように対応してよいのか事務長としては悩んだが、結果的に他業者にも価格の見積もりを出させることにした。しかしながら、蓋をあけてみると既存の業者よりも安くなっている製品は数品目しかなく、理事長には、他社の相見積もりをとったが既存の業者が最も安く納品してくれていると報告するに至った。理事長は納得できないような顔をしていた。

【解説】

　大病院と中小病院では業者に対する価格交渉のポイントが異なってきます。医療材料のコスト削減を例にあげていえば、大病院ではSPDの導入をしたり、他病院の購入価格がわかるベンチマークシステムの導入を行い価格交渉に活用したり、さらにいえば院内に価格交渉のノウハウを蓄積していくことも可能です。ですが、中小病院ではSPDの導入も現実的ではなく、さらに価格ベンチマークシステムを導入しても買っている品目数が少ないことから宝の持ち腐れになってしまうことや、仕組みとして価格交渉をしていくことは大病院と比較すると難しいかもしれません。

　ですが、中小病院は中小病院なりの価格交渉を進めるコツがあります。中小病院での医療材料の交渉の進め方としてはメリハリをつけることが大切です。中小病院のスタッフには購買の専任がいるわけではないと思いますので、交渉に全力を注ぐことは難しいです。ですから多くの品目の価格交渉をしようと思うと、業者もこちらも疲れ切ってしまいます。頑張りすぎると、業者との信頼関係も損なわれてしまう可能性も出てきますので、購入金額トップ30についてなど限定して価格交渉を進めることをお勧めします。単価の高い医療材料であれば医師と一緒に安くしないと使わない、出入り禁止にするといったプレッシャーを与えること、消耗品材料であれば切り替えを視野に入れて看護師と一緒に価格交渉を行えば一定の成果を出すことができると思います。ポイントとしてあげるとすれば、実際に使う人たちを巻き込んだ価格交渉ができるかできないかです。

　他にも、昨年の購入実績の中から何を取り上げ、何を安くするかは業者に任せるので、実績ベースで年間〇万円安くしてほしいといった投げ方をしてみるのもよいかもしれません。創意工夫を毎年繰り返すことで品目によっては大病院と同等の価格を出すこともできるのでぜひ積極的に取り組んでいただきたいと思います。

## 事務長虎の巻 その18

ケンカを売れ、ケンカを買え、その覚悟を常に持て

　病院事務屋の仕事は、法人や病院を代表して法人と病院の利益を守るのが仕事だと思います。そのためには相手が誰であろうとケンカを売って勝たなければなりません。そのための準備を日々行うのが事務長の仕事で定型業務を繰り返して満足するのではいけません。

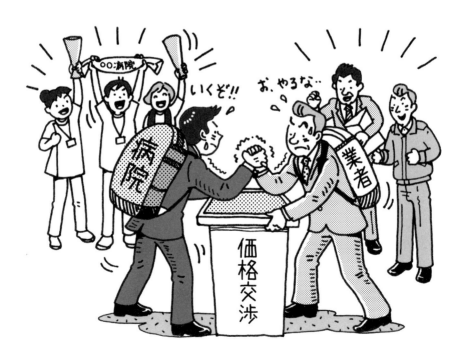

## 2　業者とのかかわり方 1

### ・大手会社営業マンとの付き合い方

　業者にとって中小病院は営業的に重要性が低く、病院に対する業者の協力度合いは小さいことが多いです。ですがそれは皆さん営業マンです。お客さんの前では、一番安くしているような表現をしてきます。本音と建前を営業マンは使ってきますので、それをわかった上で付き合わないと、不要に高く買わされてしまうことになりかねません。

---

【ケース】

　床頭台の大手リース A 会社、月に一度くらいは顔を出してくれており、付き合いも長い。年末の挨拶にも上司を連れて訪問をしてくれており、面会時にもっと安くしてくれるようにお願いをすると、地域で一番安く入れていますよといった話を受けていた。

　先日、事務長が地域の事務長会に参加した時の話であるが、ふとした話から床頭台の管理についての話となった。大半の会社がリース契約をしているとの話で、契約会社も A 会社を使っている病院が多かった。その後の懇親会でここだけの話ということではあるが、それぞれの病院でのリース料についていくらであるかの話となった。そこで事務長はショックを受けるのであった。他の病院の事務長達が話している相場観より 3 割程度高かったからである。事務長は、その後 A 会社を呼び出し、いくつかの病院のリース料を知る機会があったのだが、うちへのリース料がとても高いことを知ったと説明したうえで、どうしてなのかを説明してほしいと訴えた。A 会社の返答はあれこれと理由をつけていたが、結果的に 3 割安くしてもらえることになった。事務長はこれまでの話はなんだったのかと落胆した。

【解説】

　病院の事務職員はずっと病院の事務職として従事してきている方が多いので、営業マンの本音というものを知らず、良くも悪くも業者の話を鵜呑みにしてしまう場合が多いです。

　まず、営業マンの前提として本音と建前を使い分けています。それほど規模の大きくない、いわばお得意様ではない医療機関には、特別安く入れるはずがないといった疑った目でみるべきなのです。「こちらの病院にはとても安くいれていますよ。本当に」というような営業マンは反対により一層のこと疑ってみるべきなのです。このような言葉は、「おはようございます」と同義語としてとらえたほうがよっぽど良いと思います。

　しかしながら毎回、疑った目でコミュニケーションをとっていると逆に病院に協力体制をとってくれなかったりもしますので、価格を抑えるための厳しいやりとりと、関係性を良好にするためのいわば飴と鞭を使い分ける必要があります。

　現場の職員が今後の関係性を気にして厳しい態度をとることに抵抗感があるのであれば、そこは事前に現場の職員と打ち合わせをして事務長の役割として厳しいことをいえばよいのです。現場職員がそのあとフォローすれば良好な関係は維持したうえで、価格を下げられる可能性が上がります。むしろ現場の職員に事務長を納得させるためには○○円まで下げてくれないか？そこまで下げてくれれば私のほうで事務長をうまく説得するといわせるぐらいでも良いと思います。

## 3　業者とのかかわり方2

### ・地域密着型営業マンとの付き合い方

　地域の工務店などで、何でもしてくれる、うちのことをよくわかってくれている、長い付き合いだからと任せっきりになってしまっていませんか？よくわからないものにこそ高く払わされているケースが多々あります。苦労して医療従事者が稼いでくれたお金ですので、その管理を任されている以上、楽だからと節穴事務長になってしまってはいけません。

---

【ケース】

　築30年の建物。最近ではいろいろな部分にちょっとした改修工事が必要となってきた。雨漏り、下水のつまりやドアの故障など年間で考えると修理に費やす費用もそれなりに多い。そういった改修工事には地元の工務店を使っているが病院の間取りや配管位置など熟知してくれていることから使い勝手が良い。現場から何か支障があった場合は総務課に連絡が入るのだが、総務課はそのままその工務店に相談をして工事をしてもらっている。

　今回もいつものように、工事の見積もりがあがってきた。いつもであれば10万円以下は総務課の判断に任せているのだが、たまたま目にとまったのでその見積書を詳しく見てみると中身は「トイレの鏡の設置、トイレアコーディオン扉の修理」と書かれており、見積金額は9万8千円となっていた。気になったのでそのトイレに故障の状況を見に行った。アコーディオン扉の修理は日曜大工で自身でも直せそうだし、鏡についてもどんな高級な鏡を設置するつもりなのだろうかと感じた。金額についても10万円をギリギリきっており、総務の決裁で通る見積もりとなっていることにも気になった。今一度院内の仕組みなど見直す必要があるのかもしれない。

---

【解説】

　定価がないもの、相場がわかりにくいものほど、価格を疑ってみなければいけません。業者は「私は信頼できますよ」といった顔でみな近づいてきます。

　わからないから仕方がない、この人がこんなに笑顔で嘘をついているわけがないと思い見積価格などを鵜呑みにするとまず高く支払う羽目になるでしょう。金額が少額でもインターネットで簡単に調べたり、取引している工務店を２社にするなど１社のみを信用して取引するのは避けなければいけません。基本的に、定価がないもの、相場がわかりにくいものについても、市場価格を知るための情報源をもつことや２社の相見積もりをとることで法外な価格になるといった事態は避けられます。

　また、本ケースでは病院のことを知っているからこそ事務長の目の盗み方も知っており、たちが悪いですね。総務課についても院内のステップが面倒だと見て見ぬふりをしているのだと思います。この部分に対しては、総務課に対して今後同じようなことがないように、しっかりと指導していかなければ同じことが繰り返されてしまう可能性もあります。病院の支払うお金は医療職の人が必死に稼いでくれたお金であるので病院の事務として少しでも出費を減らさなければいけないという意識を持たせるように日々伝えていかなければならないのです。

## ４　医療過誤

### ・医療過誤への対応について

　病院経営をしている中で、医療過誤の問題は避けては通れません。裁判までいくケースはほとんどなく、その前のどこかで金銭で落としどころがつくケースが大半です。さまざまなことを考慮し、感情的にならず、どこで落としどころを作るのかを冷静に考え淡々と対応していくことが事務長に求められます。

---

【ケース】

　総合病院の眼科での出来事。この総合病院では白内障手術は行っているが近くの綺麗な眼科専門のクリニックに患者をとられており、それほど症例数は多くなかった。76歳のA患者は片眼の白内障手術を施行し、ほどなく退院をしていった。しかしながら3日後に強い目の痛みを訴え来院、診断のうえ重篤な術後眼内炎と診断され、緊急入院。そして10日後、症状はおさまり無事退院することが決まった。

　しかしながら退院予定日の前日に、患者およびそのご主人より「合併症の話は聞いていたが、これほど痛みがでるとは聞いていなかった。医師からは炎症が起こることはたまにあるがたいしたことはなく、まずそのようなことにはならないから大丈夫と聞いていた。インターネットで調べると眼内炎は失明のおそれもあると書いてある。それほどの危険性があったのであれば白内障手術は受けていなかった。病院側の説明不足である。」とのことから、今回の術後入院に対するすべての費用および退院後の外来費用を補償してほしいとの訴えを受けた。

　院長と事務長による担当医師へのヒアリングでは、「術後眼内炎が重篤化することはまれなケースであり話したことに間違いはない。合

併症の可能性があることは説明をしたのでこちら側に非はない」と話している。しかしながら電子カルテを見ると、術後合併症の説明は一通り行ったと記載があるだけで詳細の記載はなかった。事務長はこの後の患者への面談をどのように乗り切ろうかと思案に暮れた。

【解説】

　医療過誤に関する対応は、慣れないうちは一つ間違えると裁判沙汰になるのではないかと過度に考えてしまったり、患者との面談時には話す言葉が録音されている可能性も高いことから間違った発言ができないといったプレッシャーを感じること、さらにそもそも訴えてくる患者も感情的に話をしてくることから、相当なストレスを感じるものだと思います。

　対応方法としては、それほど身構える必要はありません。間違った話をしてしまうのではないかと考えるとストレスに感じますが、事前準備をしていないものについては一切その場で回答する必要はありませんし、むしろしてはいけないのです。医療ミスがあったかどうかは患者との面談で事務長が即断して話せるような内容ではないからです。医療ミスだと訴えてくる患者に対しては、まずは根気強く患者の話したいことを聞くことに徹してください。そして不愉快な気持ちにさせたことに関しては謝罪をしてください。ですが医療過誤については決してこちら側に非がありましたなどと弁護士等と話をしていない段階で個人の判断で口にしてはいけません。非を認めてしまうと後ほどその訂正ができなくなってしまう可能性もあります。そしてもう一つ大切なこととしては、担当医師の心のケアもしっかりと考えるようにすることです。どのようなケースでも医師は自身にミスがあったとは決して思っていないものです。先生も悪かったのではないでしょうかといったニュアンスが伝わってしまうと後々の信頼関係にも影響してきます。まず病院は先生の味方で、職員を守るのが病院の仕事

ですといったスタンスを医師に明確に伝えるようにしてください。

　急に降ってくる医療過誤に関するトラブルですが、このような対応だと
わかっていれば、病院という業態上避けられないこととして過度にストレ
スに感じることなく冷静に淡々と対応ができると思います。

## 事務長虎の巻 その 19
### 報告の優先順位

　報告を漫然と受け取っていないでしょうか。事務長業務は毎日
さまざまな報告書や統計データが目の前に来ます。ともすると漫
然と流してしまいますが、本当にそれでいいのか？という振り返
りは必要です。報告や統計を作る手間暇はコストでもあります。
経営や運営に影響の低いものは極力省かないと無駄になってしま
います。特に統計は当時必要であっても今は必要ないものも少な
くありません。基本的な統計は比較の意味からも続けていくべき
ですが、年に一度は点検をしてスッキリとさせておきましょう。

## 5　適時調査

### ・突然適時調査が入ることに

　医療業界に長くいる方は、適時調査については慣れていると思いますが、違う業界から事務長として働くことになった方などは、その対応に戸惑われることになると思います。適時調査とはどのようなもので、日頃からどのようなことをしておかなければいけないのかをご紹介いたします。

【ケース】

　銀行に勤めていた事務長が、高校時代の友人である医療法人の理事長に声をかけられ事務長として業務を始めたのは2年前。ようやく病院業務にも慣れてきたタイミングで都道府県による適時調査の連絡が入った。前回適時調査に入ったのは5年前で、当時対応をしていた事務長や総務課長はすでに退職をしており、院内に詳しい人間はおらず理事長に聞いても当時の事務長に任せていて、よくわからないとのことだった。前回の適時調査時の指摘事項や今後に向けた申し送りなどは記録として行政からの正式文書が残っているだけで詳細は残っていない。事務長はインターネットで適時調査について調べてみると、きちんと対応がなされないと、目を付けられてしまい今後の適時調査の頻度が増えたり、厳しい指摘を受けるようになるといったことや、最悪の場合は保健医療機関の取り消しまであることを知った。調査まで1カ月しかなく、頼る人がいない事務長は、院内では毅然とふるまうも自宅では食事がろくに喉を通らなくなってしまっていた。

【解説】

　事務長として赴任した場合に最初に把握するべき事項の一つとしてあげられるのが直近の適時調査の時期とその指摘事項についてです。適時調査は、連絡がきてから1カ月以内などで実際の調査が入ります。院内に適時調査に対応できる組織やノウハウ、そして適時調査項目がきちんとなされているか、その場しのぎで乗り越えてきていないか、を赴任した最初の段階で把握できていないと、1カ月ではその対応もできません。

　前回の適時調査をきちんと行っており、指導事項等についても改善をしていたのなら問題はありませんが、運よくその場しのぎで適時調査を乗り越えていた場合は、行政の目もそれほど甘いものではありませんので、指導よりも厳しい指摘を受けてしまうことになります。指摘を繰り返し受けるようなことになると、施設の使用制限命令、管理者の変更命令、開設許可の取り消しなどに繋がってきます。行政も立入検査を行った場合は、当然のことながらその記録を残していますので、過去に問題のなかった医療機関には多少は優しい目線で見てくれますが、指摘など入った医療機関には厳しいチェックになってくるのは避けられないことです。適時調査がどのように行われ、どのようなチェック項目があり、どのような質問がなされるか、などはインターネットや書籍などで事前に調べておくことはできます。そこまで日頃から管理することができていれば、何も恐れる必要はまったくないのです。適時調査の案内がきてから、自前でのプレ適時調査をしてみるぐらいの対応で当日は問題なく乗り切れるものと思います。

　外部から事務長として赴任された場合は、できるだけ早い段階で前回の適時調査の情報の把握と、現状の院内体制について把握するようにしてみてください。

## 6 財務管理

### ・経理を誰に任せたら

　中小病院の経理は個人商店と大きく変わりません。入金は社保（社会保険診療報酬支払基金）と国保（国民健康保険団体連合会）そして日々の窓口での現金収入でほぼ全額。支出も賃料、給与、薬剤、医療材料等で大半を占めています。処理がそれほど多くないため、企業のようにしっかりとした体制がなくとも運用ができてしまいます。だからこそ悪いこともできてしまえるともいえます。金銭面での不正がないようにするには、信頼のできる経理担当を配置するか、チェックの仕組みを作るしかありませんが、人材不足の中小病院では頭が痛い課題だと思います。

【ケース】
　2年前に入職をした事務長。当院には経理担当がおらず、税理士事務所に細かい領収書などはすべて渡し、基本的な処理は自身が行っている。事務長は事務長業務に加え経理業務も行う状態であり、業務過多となってしまっていることから、職員との話をする時間もほとんどなく、さらに毎日遅い時間での帰宅となってしまっていた。業務量的に経理を一人置くほどでもないため採用ではなく、総務課に業務をやらせたいと思っているが、総務担当はみな根本的に数値に弱く、さらに経理業務に拒絶反応を示している。そのような中、医事課の課長が退職届を提出してきたことにより、事務長は医事課についてもみなくてはいけなくなった。事務長は医事課の採用は進めるとしても、せっかくの機会にと経理業務を誰かに渡すことを決断したが、事務長が現在行っている経理業務は極めて俗人的で、不正を行おうと思えばできてしまう。そのような運営体制のなかで誰に任せようか、もしくは募集要項についてどの業務担当として進めようか事務長は悩んだ。

【解説】

　不正をやろうと思えばできてしまうことを知っている事務長にとって、経理業務を誰かに任せることはとても怖いことです。この人が不正をしたら仕方がないと思えるような信頼できる職員に任せるか、不正ができない仕組みを作らなければいけません。このような体制でこれまで運営していたこと自体が問題ですが、ダブルチェック体制をしっかり作るほど人員に余裕がなく、できない状況もよくわかります。ですので、オーナー病院などでは、普段業務を行っていなくとも経理の大切な部分だけは理事長の奥様が担当しているといったケースが多いのはそのためです。事務長は不正を本気でしようと思うとできてしまいます。人がいい理事長などで事務長を信用してすべてを任せてしまっているような病院で、お金の不正が起こるのはそのためです。事務長は、自身がチェックする仕組みを作るという考え方だけでなく、今後誰が事務長職についたとしても不正ができない法人としての仕組みを作らなければいけません。自身は大丈夫ということではなく、永続的に不正ができない仕組みを作ることが法人にとっての不正を防ぐ仕組み作りといえると思います。

　振込先に怪しいところがないかその振込額、現金・モノの動きに加え領収書・交通費精算の動きについて、ダブルチェック体制を作ることはさけられないでしょう。その上で、総務担当、各部署の担当者、医師などへ業者からキャッシュバックや接待等による個人的な利益となるようなことがないように目を光らさなければいけません。必要以上に特定の会社にこだわる職員がいる場合や、特定の製品に固執する医師がいる場合は注意が必要です。不当に高い価格で取引をしていたり、高い製品を買っている可能性がありますので価格の部分でまずは確認をしてみてください。結局のところ、高くなって不利益を受けているのは法人です。個人の利益のために業者や製品を決めること自体が良くないことであると職員が理解していな

い可能性も高いです。

## 事務長虎の巻 その20
### 未収金への対応について

　企業的な視点では「売掛金の回収」であり、大変厳しくチェックをされていますが取り組みが甘い医療機関も少なくありません。未収金は大別して①窓口会計（患者の自己負担分）の未収金、②査定、返戻などの未収金、③生保など公費負担による未収等がありますが、多くの病院で問題となりやすい①の窓口会計に関する未収金について解説していきます。

　まず、窓口会計の未収金については、督促しないと時効消滅になります。具体的に窓口会計について、保険請求分は回収できるからいいくらいに思っている医事課が時々います。これは本末転倒で、もともと病院の利益率は数％です。つまり窓口会計（自己負担分）こそが利益であり、未収ということはほとんど利益が消えてしまうことになります。こういうことを医事課としっかり共通認識にしておかないと未収金が膨れあがっていきます。この回収は督促状の発送が原則です。もともと医療費は時効があり、民法第170条1号で、最終請求日から3年と定められています。つまり督促状を発行しないまま3年経つと請求権が失われます。この辺も医事課の感覚が鈍いとずるずると3年あっという間に過ぎてしまいます。また未収金も会計上資産になりますので、簡単に損金計上するのはためらわれます。

　実際の回収は基本的には文書による督促と訪問回収です。訪問回収の場合は必ず複数で行うことが望ましいです。女性単独は絶

対に避けてください。場合によって一人は別に待機して、時間が経っても戻ってこない場合は警察に通報できるようにしておくことも必要な場合があります。併せて分割などの申し出もありますが、長くなればなるほど回収は難しくなります。金額で決めないで1年ぐらいの期限で回収できる分割にすべきです。最後に未収金は医事課やMSWに任せきっているとなかなか回収が進まない場合があります。これは業界的にお金を強く請求することをためらう文化があるためで、やはりこれは事務長マターといえます。誰かが悪役にならないと回収できるものもできません。

　また、最近は回収会社や弁護士などに委託する場合もありますが、当然コストが発生します。厄介な相手や高額な未収金だけに絞るなど費用対効果も考えた対応が必要でしょう。意外と見落としがちなのは自動車事故の支払いです。医事課長まかせにせず時々は実態をチェックしておきましょう。

# 3章
# 中小病院が置かれている
# 外部環境とこれからの生き残り戦略

## 3-1　日本の人口動態と社会保障給付費の推移

・人口ピラミッド

　日本の人口動態についてみていく時にはずせないこととして、団塊の世代の存在があります。人口ピラミッド（図1）をみると、団塊の世代はピラミッドの部分が大きく膨れ上がっており 2020 年の段階では、その膨らみが 70 歳前後にありますが、2025 年では 75 歳前後に移行しています。2020 年には 1,850 万人だった 75 歳以上人口は 2025 年には 2,200 万人に迫るといわれており、たった 5 年間で 18％も後期高齢者人口が増えることになります。医療資源を多く必要とする後期高齢者がここまで増加することは、医療提供体制自体も大きく変わる必要性があり、これがいわゆる医療の 2025 年問題といわれているものです。

・高齢者人口と就労人口の増減

　次に、税金や健康保険料、さらに年金を納めている就労人口（15 歳〜64 歳）と健康保険や年金を享受する側である高齢者人口（65 歳以上）の増減についてみていきます。図2を見てみると、横軸に西暦、縦軸に各年における就労人口と高齢者人口の増減が記載されています。就労人口につ

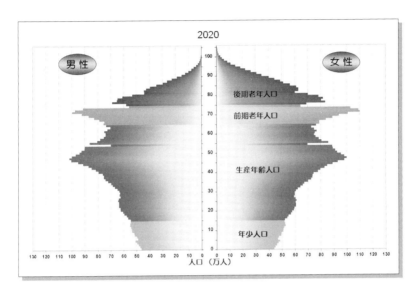

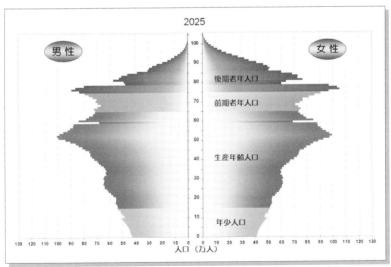

図1　人口ピラミッド
　資料：1965 ～ 2015 年：国勢調査、2020 年以降：「日本の将来推計
　人口（平成 29 年推計）」（出生中位（死亡中位）推計）。

88

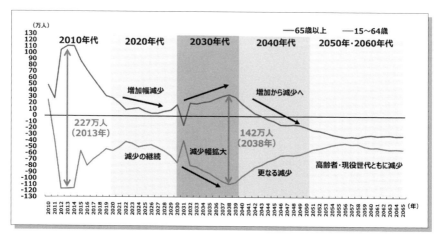

**図2　高齢者人口と就労人口の増減**
（出所）総務省「人口推計」、国立社会保障・人口問題研究所「日本の将来推計人口（平成29年4月推計）」（出生率中位・死亡率中位）

いては、今後減少の一途をたどっていますが、高齢者人口については、丙午の方が65歳を迎える年（2031年）を除いては2040年を超えるまで増加し続けています。このことは高齢者1人を支える就労者の人数が現状の約2人で1人の状態から年々減っていくことであり、若者世代の負担が益々増加していくことに他なりません。

・医療福祉分野における就労者の推移

　高齢者人口が増えることによって、患者の数も増加し、それに伴い医療福祉分野に従事する就業者も増えていきます。もちろん医療の効率化やテクノロジーの発展によって単純に患者の増加分に比例して就業者も増えるとはいえませんが厚生労働省「2040年頃の社会保障を取り巻く環境：18年9月」（図3）によると、2018年は823万人であった医療福祉分野の就業者数は2025年には931万人、2040年には1,000万人を超えると予測さ

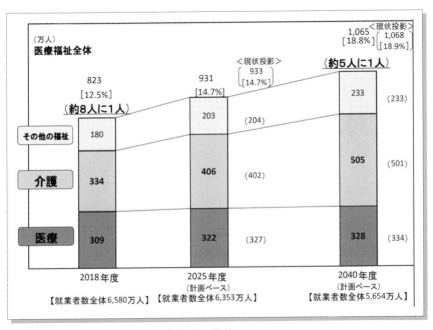

図3　医療福祉分野における就労者の推移
　　　出典：厚生労働省　2040 年頃の社会保障を取り巻く環境　2018 年 9 月

れています。就業者全体に占める割合は、8人に1人から5人に1人まで増加していきます。

・社会保障給付費

　次に社会保障給付費の今後の見通しについて見ていきます。厚生労働省「2040年頃の社会保障を取り巻く環境：18年9月」によると、2018年には120兆円であった社会保障給付費は2025年には140兆円、2040年には190兆円になると予想されており、医療介護だけを見ても、2018年が50兆円、2025年に60兆円、2040年では90兆円を超えると予測されています（図4）。

・国の債務残高

　さらに、国の債務残高いわゆる国の借金についてもみてみると、2020年の段階で1,000兆円に迫る勢いであり、今後も間違いなく増加していきます。一般会計税収の15年分に相当する借金が今の段階で存在しているのです（図5）。

　このような状況（図6）の中では、これまでの「いつでもどこでも平等に医療を提供していく体制」を維持するのは難しく、「少ない医療資源でより多くの患者を診ていける医療提供体制」への変革が求められてきます。国はできる限り効率的でお金のかからない医療提供体制の構築を急務で進めざる得ない状況に陥っているのです。

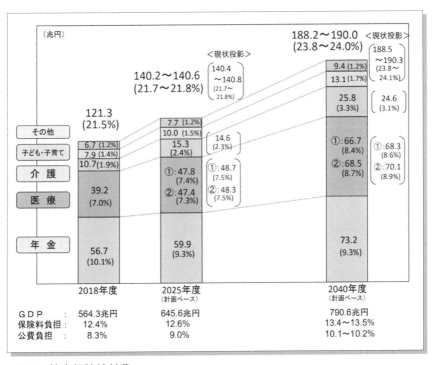

図4　社会保障給付費
　　　出典：厚生労働省　2040年頃の社会保障を取り巻く環境　2018年9月

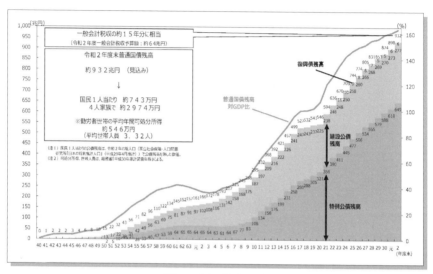

図5　国の債務残高

出典：財務省 HP

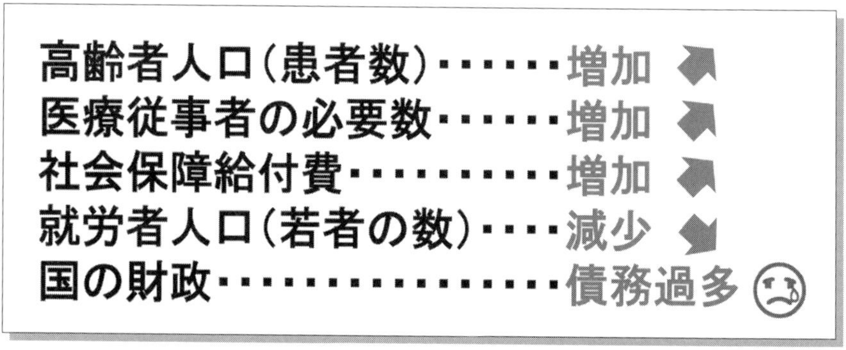

高齢者人口（患者数）・・・・・増加 ↗
医療従事者の必要数・・・・・増加 ↗
社会保障給付費・・・・・・・・・増加 ↗
就労者人口（若者の数）・・・・減少 ↘
国の財政・・・・・・・・・・・・・債務過多 ☹

図6　日本の医療をとりまく環境

## 3-2　医療政策のこれまでとこれから

### ・DPC 制度

　そういった「効率的でお金のかからない医療提供体制」の構築をめざす中で、最初にあげられる大きな変革は 2003 年に施行された DPC 制度（診断群分類包括支払制度）ではないでしょうか。DPC 制度が導入されるまでの医療費の支払い制度はいわゆる出来高払い制度であり、医療現場で使用された医療資源はやったらやっただけ、入院日数も長ければ長いほど病院としては収益が大きくなる構造となっていました。この制度下では、病院は患者にできる限り高い薬剤を使用し、多くの検査を実施し、そしてなによりなるべく長く入院してもらっていたほうが儲かります。医師もやりたい医療を好きなだけできる環境にあり、患者にとってはいたれりつくせりの医療制度だといえます。しかも支払う金額は、国民皆保険制度と、支払う医療費の金額上限が定められている高額療養費制度によって、自己負担額も一定に抑えられているのです。医療費が高くなって困るのは国ぐらいのものでした。それでは医療費は無尽蔵に増加してしまいます。国は、効率的でお金のかからない医療提供体制構築の仕組みとしてまず DPC 制度の導入を行いました。DPC 制度とは簡単に説明をすると、病名や手術、処置の組み合わせによって、一日当たりの入院費が決められている医療制度です。具体的に例を上げると、患者が何かの疾患で入院し、医師が検査 10,000 円分、注射 20,000 円分の診療行為を行ったとします。出来高払い制度では病院側は合計 30,000 円診療報酬を受け取ることができますが、DPC 制度では入院一日当たり 25,000 円といったように決められてしまっています。その入院費の中で、検査代金や薬代を賄う必要が出てくるので、病院としては、適正な範囲で検査を減らそうとか安い薬にしようなど

いろいろと経営改善努力を行う必要が出てきます。従来の出来高払い制度では診療行為がそのまま病院の収益となっていましたが、DPC制度では、診療行為自体が費用となってくるので、各病院には診療行為を必要最低限に抑えようとするインセンティブが働くのです。

・地域包括ケアシステム

そのように医療費を抑えるように働きかけてきた行政ですが、まだまだ医療費の削減を進めなければならず、次に地域包括ケアシステムを進めることになります。地域包括ケアシステムとは、これまで患者は病院など医療機関で亡くなられることが多かったのですが、それを自宅など医療機関ではない場所で看取れるように、そのサポート体制を地域一帯で担っていこうとするシステムです。医療機関で寝たきり状態となった患者は、病院で医療を受け続けると、結果的に医療費が莫大にかかってくることにもなります。自宅などで看取るように社会が変わることで、医療費全体を抑えることにつながります。そして、そのための仕組みが地域包括ケアシステムであり、在宅を拠点とした患者のサポートを地域包括支援センターやケアマネジャーが中心となって、患者一人一人の状態に合わせて訪問看護やデイケアサービスなどのサービスを提供したり、状態が悪くなった時には、地域包括ケア病棟を有する地域の拠点病院に入院させるなどのサービスを提供していく仕組みとなります（図7）。地域包括ケアシステムを社会として進めることは、日本人の死生観にも影響してきます。多くの病院が全国に設立された戦後間もないころまでは、日本人の死に場所は主に自宅でした。そのころはお爺ちゃんやお婆ちゃんが自宅で亡くなられていたわけですから、死が身近にあったといえます。ですが現在は、病院で亡くなられることが大半となり、死が昔ほど近い存在ではなくなりました。それが以前のような死が身近に感じられる環境に戻そうとしているわけです

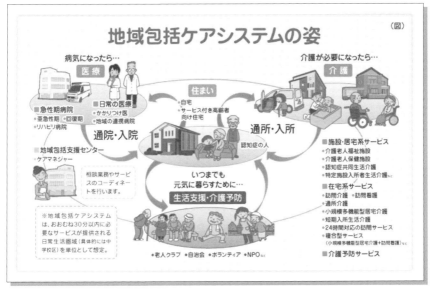

図7　地域包括ケアシステム

出典：一般社団法人江戸川区医師会 HP

から、核家族化に加え女性の社会進出が進んだこの日本社会でその構築が本当にできるのか、そもそも国民が受け入れられるのか、国は難しい改革を進めているといっても過言ではありません。

・医師の働き方改革

　そして、これから行われる大きな改革としては医師の働き方改革があります。医師の働き方改革とは、これまで労働基準法とは無縁のような世界で一般労働者とは切り分けて考えられてきた医師についても、一定の枠組みの中で管理していこうとする改革です。これまで述べてきた行政が行う効率的でお金のかからない医療提供体制構築の話として、DPC制度の導入や地域包括ケアシステムの構築は理解しやすい話だったと思いますが、医師の働き方改革についてはそれらとどのように繋がってくるのか少し疑問に思われた方もいるかもしれません。ですが、この医師の働き方改革によって結果的に起こることを紐解くと行政の裏の狙いが見えてくるのです。一般には2019年にいわゆる働き方改革法案が施行されましたが、医師については5年間の猶予期間が設けられ2024年に医師の働き方改革が施行されます。それまでに各医療機関は行政が決めた労働時間の枠組みの中におさまるように対応しなければいけないのですが、その枠組みというのがアルバイト勤務も含めてとなっています。

　医師の働き方改革後は、各医療機関では常勤医師の労務管理を勤務元に加え、外勤先も行う必要が出てきます。そして、勤務元、勤務先の合計労働時間が一定の基準以上を超えてはいけなくなります。そうなると常勤元の医療機関としてはどのように医師の労務管理を行っていくことになるのでしょうか？おそらくアルバイトの引上げや、常勤日数を減らすなどの対応をせざるをえなくなってきます。

　さらに時間外労働の枠組みについても特に中小病院にとっては厳しい基準となっています。医師の時間外労働の枠組みはA,B,C水準に分けられていますが、A水準は年間960時間以内（＝月80時間以内）、BC水準は年間1860時間以内（＝月155時間以内）となっています（図8）。B水準は地域医療確保に必要な医療機関、C水準は医師の教育を集中的に行って

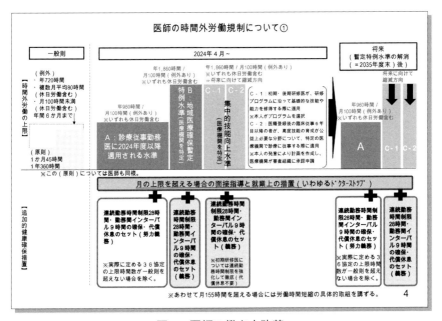

**図8　医師の働き方改革**

出典：医師の働き方改革に関する検討会報告書の概要

いる医療機関と定義されており（図9）、B水準の明確な判断基準が不透明ではありますが、おおよそ1500病院程度と考えられていることから、現状DPC病院が1700病院であることを鑑みるとおそらくそこに準ずる病院となります。このような条件を加味すると、地域の多くの中小病院では、医師の時間外労働時間をA水準の960時間以内に抑えなければならず、さらに非常勤医師がどんどん引き上げられていくことになってきます。結果的に医師が大病院に集約され医療の集中化・効率化が進むこととなり、医療費の削減につながってくることになります。医師の働き方改革は2024年だからと甘くみていては、直前でどうにか対応できるものではありませんので、厳しい目にあうことは必然です。対応をまだ実施されていないような医療機関では早急な取り組みを検討されてはいかがでしょうか。

時間外労働の上限規制の構成　※具体的な内容はＰ４・５

　診療従事勤務医の時間外労働の上限水準として、脳・心臓疾患の労災認定基準を考慮した（Ａ）水準を設定。このほかに、２つの水準を設定。

□ 地域医療提供体制の確保の観点（①2024年時点ではまだ約１万人の需給ギャップが存在し、さらに医師偏在解消の目標は2036年、②医療計画に基づき改革に取り組む必要性、③医療ニーズへの影響に配慮した段階的改革の必要性）から、やむを得ず（Ａ）水準を超えざるを得ない場合を想定し、地域医療確保暫定特例水準（（Ｂ）水準）を設定。

　　※「臨時的な必要がある場合」の１年あたり延長することができる時間数の上限（1,860時間）については、過重労働を懸念する声があがっており、本検討会においても、医師の健康確保や労働時間短縮を求める立場から賛同できないとの意見があった。

□ 地域医療の観点から必須とされる機能を果たすためにやむなく長時間労働となる医療機関として、その機能については具体的に以下のとおり。

　◆「救急医療提供体制及び在宅医療提供体制のうち、特に予見不可能で緊急性の高い医療ニーズに対応するために整備しているもの」・「政策的に医療の確保が必要であるとして都道府県医療計画において計画的な確保を図っている「５疾病・５事業」」双方の観点から、
　　ⅰ　三次救急医療機関
　　ⅱ　二次救急医療機関　かつ　「年間救急車受入台数1,000台以上又は年間での夜間・休日・時間外入院件数500件以上」　かつ「医療計画において５疾病５事業の確保のために必要な役割を担うと位置付けられた医療機関」
　　ⅲ　在宅医療において特に積極的な役割を担う医療機関
　　ⅳ　公共性と不確実性が強く働くものとして、都道府県知事が地域医療の確保のために必要と認める医療機関
　　　（例）精神科救急に対応する医療機関（特に患者が集中するもの）、小児救急のみを提供する医療機関、へき地において中核的な役割を果たす医療機関

　　　　　　　　　　　　　　　　　以上について、時間外労働の実態も踏まえると、あわせて約1,500程度と見込まれる。

　◆特に専門的な知識・技術や高度かつ継続的な疾病治療・管理が求められ、代替することが困難な医療を提供する医療機関
　　（例）高度のがん治療、移植医療等極めて高度な手術・病棟管理、児童精神科等

□ ①臨床研修医・専門研修中の医師の研鑽意欲に応えて一定期間集中的に知識・手技を身につけられるようにすること、②高度な技能を有する医師を育成する必要がある分野において新しい診断・治療法の活用・普及等が図られるようにすること、が必要であり、集中的技能向上水準（（Ｃ）－１水準（①に対応）、（Ｃ）－２水準（②に対応））を設定。

2

図9　医師の働き方改革

出典：医師の働き方改革に関する検討会報告書の概要

# 3-3 中小病院におけるこれからの生き残り戦略

　中小病院の生き残り戦略と一言にいっても、戦略を考えるための分析手法は数多く存在し、SWOT分析やマーケット分析、3C分析に顧客分析など数え上げるときりがありません。また、そういった戦略を作るうえでの分析手法について書かれた書籍は数多く出版されています。何もない状態からそういった書籍に沿って経営分析ができるもしくはできるほど人材に余裕があるのであれば、おそらく本書を手に取られることもなかったのではないでしょうか。もちろん最終的に行動として移す前に、あらためて分析を行うことは大切なことですが、まずは自院の方向性をある程度見極めたうえで、その方向性に応じた経営分析を進めることが大切なことだと思います。そして、これまでその方向性を見極めるための基本的な知識として人口動態や社会保障給付費の推移、そして医療政策などについて見てきました。ここからは、中小病院の事務長がこういった前提条件に加えて、何を意識して自院の今後の方向性を考えていくべきなのか、そのポイントについて記載していきます。

---

## 事務長虎の巻 その21
### 戦略戦術もよいがコンセプトを大事に

　何をコンセプトにするかによって、評価や考え方は180度変わるので、常にそれがどんなコンセプトだったのか忘れないことです。曖昧にコンセプトを変節させてしまうとロクなものはできません。カレーを作ろうとして、途中入れる材料がドンドン変わって、結果 ハヤシライスができるようなものです。それはカレーではありません。甘いとか辛いとかトッピングが変わる程度なら、それはカレーであるけれど。

---

・病院単体ではなく、医療法人全体での黒字化を意識する

　病院単体での経営状況は年々厳しいものになってきています。特に中小の急性期病院であればその傾向はより顕著だと思います。それは、現在の診療報酬体系が出来高病院には不利なものになっているのに加え、DPC病院であっても病院全体に配布される機能評価係数等が規模の大きい高度急性期病院でなければ高いポイントはとれない仕組みとなっているからです。その傾向は年々増しており、さらに規模が小さいことによって人件費や設備機材などの固定費が相対的に高くついているので中小病院が厳しい経営環境になってしまうのは構造的に仕方がない部分もあるのです。残念ながら今後もその傾向は変わらず、繰り返しになりますが、中小病院が単体で黒字経営をしていくことは特に急性期をやっているような病院では難しくなっていきます。ですが、法人全体として見た時はどうでしょうか？健診センター、急性期から転院させる回復期や療養期、さらに老人ホームや訪問診療、介護事業、訪問看護などで稼ぎ全体では黒字経営できている医療法人も多いと思います。それは患者の流れを作っている基幹病院があるからに他ならず、安易に単体で経営状態が悪いからと基幹病院を切り離してしまうと、法人全体が崩壊してしまうことになりかねません。法人にとっての病院の役割を明確にし、単体での黒字化ではなく、法人全体での収益状況を考えることがとても大切になってきます。ですがこれは連携ができていることが前提となりますので、他のサービスとの連携を深め、患者の流れだけでなく、人員の活用や共有、コスト削減活動を少しでも積極的に行っていくことが大切になります。病院単体での規模の経済を働かせることが難しくとも、法人全体で規模の経済を働かせ、一人の患者に対して入院から在宅・介護までのサービスを提供していくこと（裾野の広い事業展開）がこれからの病院経営にとって大切な考え方となってきます。

## 事務長虎の巻 その22

### 経営指標

どこの病院も経営指標を毎月算出されていると思います。ですが、何の経営指標を追っているかは病院によってまちまちです。施設基準を維持するために、追わなければいけない数値と、病院の経営状況（主に収入に直結する数値）を把握するために把握しておかなければいけない指標は異なっています。

・施設基準を維持するために把握する指標
・経営状況（主に収入に直結する数値）を把握する指標

| 外来 | 入院 |
|---|---|
| 外来収益 | 入院収益 |
| 外来単価 | 入院単価 |
| 外来患者数、1日平均外来患者数 | 病棟稼働率 |
| 初診患者数 | 1日平均入院患者数 |
| 初診患者比率 | 1日平均新入院患者数 |
| 紹介率、逆紹介率 | 直近3ヶ月平均在院日数 |
| 時間外・休日患者数 | |

　事務は院内でいろいろな統計資料を作っています。しかし「何のために」という問いを自分に向かって発したことはあるでしょうか。前任者から引き継いで来たとか、その後経営サイドから要求が出て都度作って行くうちに莫大な資料になってしまい、単に読み上げだけで会議が終わっていないでしょうか？2年に一度ぐらい、本当にこれらのデータは使われているだろうか、という点で整理をすべきです。ましてや上司に報告していないデータなど意味はありません。さっさと止めましょう。止めて困ればまた考えればいいのです。数値は嘘をつきませんが、単なる羅列では生産性はありません。

## ・病院単体での黒字化を目指すには

　他の事業との連携が難しい場合や病院単体で事業を行っているような法人では、それだけで黒字経営を目指す必要が出てきます。特に急性期領域を担っている中小病院では単体での黒字化は大変厳しいものがあります。

---

医業収益＝入院収益＋外来収益

入院収益＝入院単価×病床数×ベッド稼働率

入院単価＝（手術収入＋病棟収入）／在院日数

---

　医業収益は入院収益と外来収益に分けられますが、病院ではその大半を占める入院収益をどのように増やすのかが重要です。入院収益は入院単価×病床数×ベッド稼働率で表すことができますが、病床数やベッド稼働率は上限がありますから、入院単価をいかに向上させるかということになります。さらに、手術を実施している病院では入院単価は（手術収入＋病棟収入）／在院日数で表すことができ病棟収入（入院基本料や差額ベッド代）も収益を増やすには限度がありますから、高い手術収入を得ることか在院日数を短くすることしか方法はなくなってきます。ベッド稼働率を高めることと在院日数を短くすることは、相反することですが、ベッド稼働率を上限で維持させながら患者の回転を速めることで病院全体の平均在院日数を短縮することが大切です。また、手術を実施していない病院では、なんといってもベッド稼働率を上げることに尽きますので入退院調整や患者確保のための他医療機関への営業が医業収益を高める鍵となります。

　そのことから、手術を実施している中小病院の取れる戦略としては

　①　手術単価が高く、在院日数も長すぎない疾患に注力する

　②　手術単価が低すぎず、在院日数が極端に短い疾患を増やす

のどちらかである必要があります。

　一つ目の単価の高い手術などで専門特化することは、戦略としてはかなり限られています。なぜなら中小病院で実施できる手術単価の高い手術が限られていることや、単価が高い手術であったとしても在院日数が長くなってしまう疾患が多いからです。そのように考えると、心疾患や脳疾患の外科的治療あるいはカテーテル治療などかなり限定されてくるのではないでしょうか。次に、手術単価が低すぎず、在院日数が極端に短い疾患のケースとしては、選択肢は多くあります。日帰り入院を代表とするような手術で、眼科手術、内視鏡手術、下肢静脈瘤など種類は多いです。ですが、このような疾患は実施している医療機関も多く、競争も激しくなっています。在院日数が短いということは、圧倒的な患者数を確保することが必要となり、それだけの患者を誘引できる他病院にはない何かを持っている必要がでてきます。

　これまで急性期の中小病院について考えてきましたが、考え方として、単価を上げるということだけではなく、低コスト化を進めるということもできます。高コスト高収入体質から低コスト低収入へと事業転換することで事業利益を出していくということも選択肢としてあげられます。例えば、看護師の数を減らして単価の低い入院基本料に移行するなどで、急性期病床から地域包括ケア病床への病床機能変換などがあります。しかしながら、これまでと大きく異なる事業形態への変換は、職員の離職の可能性や、これまで使ってきた設備、医療機器が有効利用できなくなるといった点で容易なことではありません。経営者にとっては、難しい判断が迫られるでしょう。

・病院マーケティング戦略
　法人全体で黒字化を目指すことや病院単体でも黒字化を目指すことについて記載してきましたが、中小病院が生き残っていくためには、愛される

病院を作っていくこともまた大切になってきます。マーケティングといわれると小難しいように感じるかもしれませんが、簡単にいえば、愛される病院を作るために何ができるのか、より多くの人に知ってもらうためにはどのようなことができるのかといったことです。病院によって課題も異なってくるでしょうからマーケティングと一言にいってもその取り組むべき内容はさまざまです。大切なことは、事務長が今の病院の課題を意識しその解決に向けたマーケティング活動ができているかということです。職員の離職が経営課題であれば、職員に愛される取り組みが必要になりますし、地域からの評判が悪いのであれば地域に愛される取り組みが必要になってきます。さらに、全国から患者を集めたいのであればマスコミ向けのマーケティングが必要になってくるといった具合です。ぜひ右の表を参考に自身の取り組み内容を整理して頂き、今取り組んでいることが何を目的にしているのかを明確にしてみてください。

## ・後継者問題への対応

　日本医師会総合政策研究機構が 2019 年に発表したワーキングペーパー「医業承継の現状と課題」によれば、病院における後継者の属性を子供と回答した割合は 34.8％で半分にも満たないという驚きの結果が公表されました。子供が親の事業を継ぐのが当たり前だった昔とは異なり、今や「子供が親の病院を継ぐほうが珍しい時代」になったといえ、後継者不在の課題は、「特別な我が家事」ではなくなっています。病院を継がない子供が悪いわけではないので、親子間の相互理解が重要です。子供が病院を継ぎにくくなった原因は、地域偏在と価値観にあります。郊外の人口減少には歯止めがかからず、継いでから 20 年 30 年本当に運営ができるのかという先行きの見えない不安には根深いものがあります。

　また、最も大きな理由は価値観の違いです。経営者として法人の運営責

表　マーケティングの目的

| マーケティング目的 | 誰に | 何を | どのように |
|---|---|---|---|
| 職員に愛される病院を作りたい | 職員 | 病院の方向性の周知<br>院内イベント | 経営方針発表会の実施<br>決定事項の伝え方を丁寧に<br>部署を超えて定期的に |
| 連携先クリニックを増やしたい | 医師会<br>クリニック院長 | 個々のクリニック院長との関係性<br>相手にとってのメリット | 院長の医師会への参加率を高める<br>自病院の強みをパンフレットにする<br>相手が求めていることを見える化する |
| 連携先病院を増やしたい | 連携診療科部長<br>MSW | 相手先医師との連携<br>MSW との情報交換 | 病院の勉強会に参加<br>MSW との懇親会や面談の機会を増やす |
| 地域住民から愛される病院を作りたい | 地域住民 | 地域向けの広告<br>地域向けのイベント | 地域向け情報発信ツールの活用<br>公開講座、病院開放見学会 |
| 医師の集まる病院にしたい | 紹介会社<br>医局 | 自院の特徴の見える化<br>関係性の強化 | 紹介会社への営業<br>院長の医局への訪問 |
| 全国から患者を集めたい | マスコミ<br>学会 | 出版社等との関係性構築<br>TV 制作会社と関係性構築<br>学会発表、雑誌等への掲載 | マスコミへのダイレクトコール<br>プレスリリース<br>学会発表の推進 |

任を担いながら医師としての臨床現場へ出向き、さらには職員の雇用を守るというのは負担が大きい・リスクだと考える子供が増えてきています。自分のやりたい医療を自分の手が届く範囲でやるのが新しい価値観となっている今、後継者不在の悩みは特別なことではありません。せっかく子供が医学部にいったとしても、地元に帰ってこない、親子で専門診療科が異なり、専門病院の引継ぎは難しいといったケース、理事長として医療事故など法的責任を背負いたくない、借入金の連帯保証人になりたくないなど、子供が病院を継がない理由はさまざまあります。

　そういった中で、最近では病院の第三者承継（M&A）が注目を浴びるようになってきました。病院を廃業ではなく継続させていくための選択肢は３つしかありません。前述したように息子などの親族に継ぐか、院内の誰かに継ぐか、第三者に継ぐかです。院内のナンバー２である院長や常勤医師等に継ぐというのも思うようにいかないケースが多いです。病院事業は多くの場合、土地や建物を持ち、借入金もある。その保証は理事長が個人で背負っていることも多いため、一医師として医療のリーダーであることと、「医療と経営」という２足のわらじを履くことは大きく異なるものがあります。結果として、消去法的に第三者承継（M&A）を選択されることが増えてきました。第三者承継（M&A）は、譲り渡す側・譲り受ける側の双方にメリットがあります。

## 譲り渡す側のメリット
　・患者への診療を継続できる
　・従業員の雇用を守り、生活を維持できる
　・法人名や施設名が存続し、地域住民が安心感を得られる
　・個人／連帯保証を解除し経営責任のリスクを排除できる
　・創業者利益の獲得（出資持分の現金化／役員退職金の支給）

## 譲り受ける側のメリット

・病床の権利を承継可能

・既存患者を引き継げる

・医療人材難の時代であるが、業務に慣れている従業員がいる

・地域での認知度が既にあるため、広告・認知活動が最小限で済む

・グループとして、拡大できる。規模の経済が働く。人材獲得力が増す。複合的な医療が提供できる

　第三者承継（M&A）は双方にとって１つのボタンで複数の課題解決を行うことができる選択肢となります。後継者問題にお困りの際は、これまでのような親族に継ぐか、院内の誰かに継ぐかだけではなく、第三者に継ぐというこれまでになかった選択肢も考えてみられてはどうでしょうか。理事長を支える参謀役の事務長としては、地域医療の継続、職員の雇用の継続の２つの点から理事長にその事を提案できる唯一無二の存在であるのかもしれません。

## 事務長虎の巻 その23
### 事務長の管理手法はいろいろあるが

　事務長像の一つとして「批判的」な発想をする人が多いように思います。何かにつけ斜に構えて批判的な言動をするので、下は萎縮したり遠慮したりします。これが行き過ぎると本当に必要な情報が現場から上がってこなくなり、自分の周りは太鼓持ちだらけになります。何せ自分が知っていることなど、世間の森羅万象に比べればたいしたことはないのですから、まずは受け入れてみるほうが賢明です。その中で疑問は聞いてみます。まさに質問力です。話す方もいったん聞いて受け入れてもらえたと思うと話しやすくなりますから、なるべく興味をもったように質問をします。そして聞いているうちに矛盾や疑問点が共有化されると自然とトーンダウンして、納得して帰って行きます。嫌な思いはまったくさせません。

# 新刊

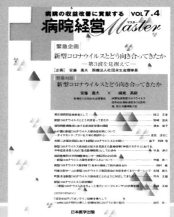

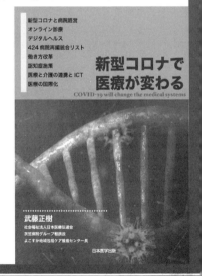

## 執筆者紹介

### 加藤 隆之

中小企業診断士・経営学修士（MBA）
病院向け専門コンサルティング会社にて全国の急性期病院での経営改善に従事。
その後、専門病院の立上げを行う医療法人に事務長として参画。院内運営体制の確立、病院ブランドの育成に貢献。
現在は、日本M&Aセンターにて医療機関向けの事業企画・コンサルティング業務等に従事する傍ら、アクティブに活躍する病院事務職の育成を目指して、各種勉強会の企画・講演・執筆活動など行っている。

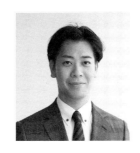

### 池田 幸一

30余年に渡り複数の医療機関で事務長を含む事務管理職を歴任。経営破綻した医療法人武蔵野総合病院では事務部長として事業再生に取り組む。
現在は首都圏の病院グループ事務局長としての業務を行う傍ら後進の育成として事務長塾など数々の勉強会を実施している。

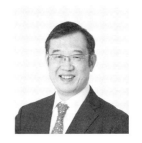

筆者らへのご連絡・お問い合わせはFacebook Messengerもしくはbiz.koichi.ikeda@gmail.comまで。

---

### 【オンライン病院事務長塾のご案内】

病院事務長の育成（ベテラン事務長の思考を学ぶ）と他病院事務員との交流を目的としたオンライン（SNS：Facebook）での病院事務コミニティーを筆者らで運営しています。ケースによる勉強会を主に行っており、ご興味のある方は下記からお申込みください。

開催：毎月第4木曜日夜
参加費：無料
参加要件：病院事務長（経験者含む）若しくは病院事務管理職（経験者含む）
※要件に合わない方はお断りする場合があります。
申込方法： SNS（Facebook）から「オンライン病院事務長塾」のグループに参加申込をする。もしくは筆者らに個別にFacebook Messengerにてご連絡ください。

事例でまなぶ病院経営　中小病院事務長塾

発　行　2021 年 5 月 25 日　初版第 1 刷発行
　　　　2022 年 1 月 11 日　初版第 2 刷発行

著　者　加藤隆之、池田幸一

発行人　渡部新太郎

発行所　株式会社日本医学出版

　　　　〒 113-0033　東京都文京区本郷 3-18-11　TY ビル 5F

電　話　03-5800-2350　FAX　03-5800-2351

イラスト　落合恵子

印刷所　モリモト印刷株式会社